노화를 늦추는 뇌 건강법

노화를 늦추는 뇌 건강법

2024년 11월 10일 1판 1쇄 인쇄
2024년 11월 20일 1판 1쇄 발행

지은이   전유전
펴낸이   한기호
책임편집   정안나
편집   도은숙 유태선 김현구 김혜경
마케팅   윤수연
디자인   북디자인 경놈
경영지원   국순근
펴낸곳   어른의시간
         출판등록 2014년 12월 11일 제2014-000331호
         주소 04029 서울시 마포구 동교로 12안길 14(서교동) 삼성빌딩 A동 2층
         전화 02-336-5675 팩스 02-337-5347
         이메일 kpm@kpm21.co.kr
         홈페이지 www.kpm21.co.kr

ISBN 979-11-87438-28-1 03510

·어른의시간은 한국출판마케팅연구소의 임프린트입니다.
·잘못된 책은 구매처에서 교환해드립니다.
·책값은 뒤표지에 있습니다.

노화를 늦추는
뇌 건강법

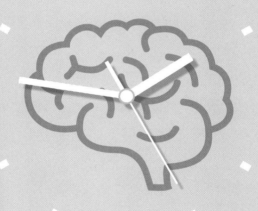

전유전 지음

어른의시간

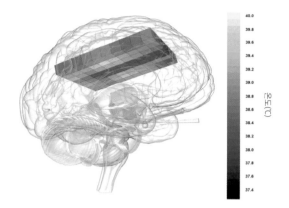

[그림 1] 뇌 내부 평균 온도

뇌 내부 평균 온도는 38.5도로 평균 체온보다 2도 높고, 뇌 중심부 온도는 40도에 이른다.

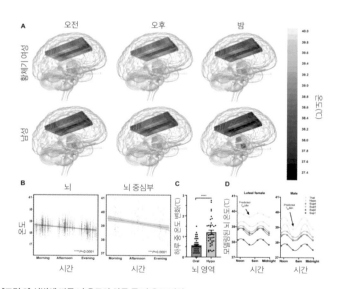

[그림 2] 성별에 따른 뇌 온도와 하루 중 뇌 온도 변화

뇌 내부 온도는 오전에 가장 높고 밤에 가장 낮다. 또한 남성보다 여성의 뇌 내부 온도가 조금
더 높고, 생리 기간에는 더욱 높다.

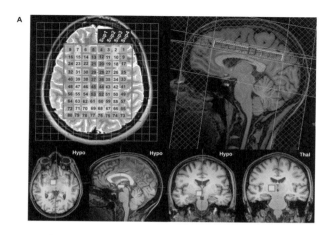

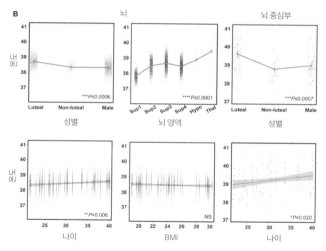

[그림 3] 연령에 따른 하루 중 뇌 온도 변화

뇌 내부 온도의 하루 중 편차는 20대에 비해 40대가 적다. 나이가 들면 밤에 뇌가 덜 식는다는 의미다. 또한 40대의 뇌 내부 온도는 20대에 비해 0.6도 높다.

출처: 국제신경과학 저널 〈브레인〉

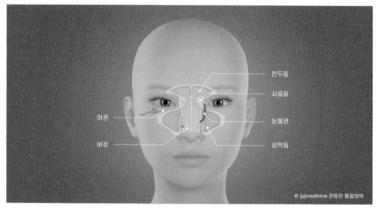

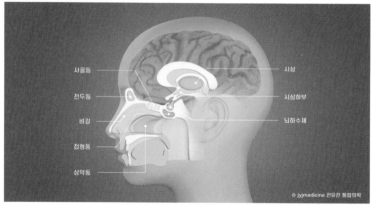

[그림 4] 부비동 구조

부비동은 비강(콧구멍)과 연결된 얼굴과 머리 뼈 안의 빈 공간을 말한다. 상악동, 전두동, 사골동, 접형
동 등 네 가지 부비동이 양쪽에 쌍으로 존재한다. 비강과 연결되어 외부에서 들어오는 공기를 체내에
적합한 온도·습도로 가온·가습시키고, 비강과 귀의 압력 조절을 도와준다. 속이 텅 빈 공간으로 두개
골을 가볍게 하고, 눈과 뇌를 보호한다. 목소리를 낼 때 음성을 공명시키는 일에도 관여한다고 밝혀져
있다.

'생로병사'는 인생 여정의 전형이다. '생'을 아주 길게 읽다가 '로병사'를 빠르게 읽어야만 할 것 같다. 죽음은 누구나 겪는 삶의 마지막 관문이다. 그래서 삶과 죽음 사이에 행복과 건강만 가득하기를 바라지만, 늙어감은 피할 길이 없다. 〈길가메시 서사시〉에서 용맹한 남자 길가메시는 신의 노여움을 사 제일 친한 친구가 눈앞에서 죽어가는 것을 바라본다. 그는 이후 불로불사의 약을 찾아 나서고, 마침내 심연을 헤엄쳐 들어가 노인이 다시 젊어지고 죽지 않는 영약을 찾아낸다. 그러나 그가 피곤하여 잠든 사이 뱀이 나타나 그 약을 먹어치우며 이야기를 흥미롭게 만든다. 늙음을, 약해짐을 그리고 이어진 병듦을 상징한다. 이렇듯 우리는 늙음을 두려워하고, 약해짐과 병듦, 그리고 마침내 죽음에 이름을 안타까워한다.

『노화를 늦추는 뇌 건강법』의 저자는 뇌의 건강과 노화 현상을 바라보며, 이를 어떻게든 완화하려고 한다. 한의학은 물론 티베트 의학까지 두루 공부한 끝에 뇌의 건강을 해치는 나쁜 생활 습관을 지적하고 이를 고치기를 권한다. 나쁜 생활 습관은 밤에 이루지 못하는 잠, 입 벌리고 있는 습관, 틈만 나면 마시는 커피 등 헤아릴 수 없이 많다. 그러면서 이를 고치기 위해 하나의 생체 구성에 집중한다. 바로 부비동이다. 부비동은 우리 안면의 빈 공간인데, 이곳에 분비물이 축적되면 축농증이라 하여 심하면 수술까지 하기도 한다. 이러한 부비동을 깨끗하게 비우고 건강하게 하는 것은 뇌의 노화를 늦추는 중요한 일이다.

또한 우주인이 우주 여행 이후 지구에 귀환한 뒤 몸을 회복하는 데 많은 시간이 걸리는 것에도 주목한다. 우주의 무중력 상태에서는 부비동의 분비물을 정상적으로 배출시킬 수 없다는 사실 또한 확인한다. 최근 들어 부비동은 뇌의 온도 조절에 영향을 미치며, 부비동에서 생성되는 일산화질소 또한 뇌와 관련이 있다는 연구 결과물이 많이 나오고 있다. 이러한 상황에서 저자의 주장은 매우 주의 깊게 들어볼 가치가 있다.

저자의 이런 관점은 조금 특이하게 느껴지기도 하지만, 책을 읽다 보면 입호흡이 아닌 코호흡을 할 때 부비동으로 규칙적인 들숨과 날숨이 지나면서 부비동과 뇌를 건강하게 만들어줄 것이 자명함을 알게 될 것이다. 그런 의미에서 종종 숙면을 방해하는 커피도 삼가라고 저자는 충고한다. 입을 다물고 코로만 숨을 쉬며 충분한 숙면을 하는 것은 뇌뿐만 아니라 온몸의 노화를 늦추는 효과도 있다. 이는 예부터 전해오는 귀한 호흡 양생이다. 그러므로 선인들이 이미 체험한 비법을 과학의 관점에서 풀어낸 이 책은 서가에 꽂아두고 읽어가며 호흡을 가다듬는 지침서가 되어줄 것이다.

저자의 탐구심과 한의학의 과학화를 위한 열정의 여정이 책의 여러 부분에서 발견되어, 그의 주장에 더욱 믿음이 간다. 나이 듦과 노화를 별개로 만드는 것은 100세 시대의 핵심이기에, 늦춤은 이 시대의 귀한 화두가 아닐 수 없다. 늦춤은 지속 가능성의 다른 말이다. 늦춤을 위한 시작을 늦추면 안 되겠다.

이재영
(한동대학교 기계제어공학부 교수, 공학박사)

한의학, 뇌과학을 만나다

한방신경정신과 박사 **전유전**

"한방에도 정신과가 있나요?" 내 명함을 받아 든 대부분이 보이는 반응이다. 예정된 인터뷰를 위해 만난 기자 역시 같은 질문을 했다. "그런데 왜 정신과를 전공하셨어요?" 정신과를 전공한 의사 중에는 자신에게 '사이코' 기질이 상당하다고 여기는 이들이 적지 않다. 내가 한방신경정신과를 전공해 박사 학위를 취득한 것, 각종 심리상담 기법을 섭렵한 것, 수많은 정신과 환자를 치료하다 홀연히 '티베트 의학'을 배우러 떠났던 것 역시 스스로가 정신과 환자라 여겼기 때문인지도 모르겠다. 그런데 왜 정신과를 선택했냐고?

어린 시절 생각에 잠기고는 했다. '왜 사는 걸까?' 누구든 살면서 한번은 떠올렸을 만한 이 질문이 나에게는 꼭 풀어야 할 숙제, 아니 숙명처럼 여겨졌다. 대학 시절 뒤늦은 사춘기에 실연까지 더해져 자살의 문턱까지 갈 만큼 호된 우울증을 앓았다. 그러다 정신 질환을 제대로 치료하는 의사가 되겠다는 결심을 하게 된 결정적인 사건이 일어났다. 함께 심리치료 교육을 받던 동기가 거리에서 방황하는 자신의 친동생을 마주하고 난 뒤 매우 힘들어하는 모습을 본 것이다. 동생에게 조현병이 발병하면서 행동이 통제가 안 되는 것은 물론이고, 어머니를 비롯해 온 식구가 매일같이 고통받고 있다는 동기의 고백이 주는 울림은 온몸을 휘감았다.

조현병에 대해 이론적으로는 알고 있었지만, 실제 환자와 그 가족의 고통은 상상을 초월했다. 난치병을 앓는 환자라 하더라도 사회적 소통이나 교류는 가능한 데 반해 중증 정신 질환 환자는 그러한 기능이 위축된 채 살아간다. 제대로 치료받지 못한 심각한 정신 질환 환자들을 온전하게 치료해 인간답게 살 수 있게 도와주고 싶다는 열망이 가슴 깊이 뿌리내렸고, 본격적으로 정신과 치료 분야에 매진했다.

정신 질환을 제대로 치료할 수 있는 길을 오랜 기간 연구한 끝에 찾은 해법은 '건강한 수면'이었다. 우울증, 공황장애에서부터 다양한 중독, 심각한 조현병에 이르기까지 모든 정신 질환은 수면의 질이 떨어지면서 발현되는 특징이 있었다. 건강한 수면의 중요성은 정신 질환에만 국한되는 문제는 아니다. 신체 기능 역시 수면의 질에 의해 크게 좌우되며, 수면의 질이 떨어지면 노화 측면에서도 다른 여러 기능이 퇴행한다.

이후 뇌과학을 만나면서 잠을 자는 동안 뇌에서 일어나는 현상을 깊이 있게 연구했고, 인체의 건강에 수면이 매우 중요하다는 확신이 생겼다. 무엇보다 건강한 수면을 구현하고자 했고, 구현해야 했다. 그러나 한의학 처방집의 바이블 격인 『방약합편』에도, 다른 의사들이 참고하는 처방집에도, 소위 잘나가는 대학병원의 여러 처방집에도 건강한 수면을 구현하는 명확한 처방은 매우 미흡했다.

그렇게 홀로 답을 찾다 노의준 원장님의 강의와 책을 통해 정신 질환 환자의 진단과 치료에 『상한론』을 적용하는 새로운 패러다임을 만났다. 건강한 수면을 구현하며 임상 수준이 한 단계 도약한 순간이었다. 이후 불면증, 우울증, 공황장애, 만성 통증뿐 아니라 병명이 모호한 증상에서도 치료 결과가 좋았다. 특히 과긴장증후군 환자의 특성을 파악해 긴장을 이완시키는 치료의 효과가 탁월했다.

'과긴장증후군'은 내가 붙인 병명인데, 건강한 사람에 비해 과도하게 긴장함으로써 나타나는 신체적·정신적 증상이다. 늘 긴장을 달고 사는 환자, 잠자리에서도 몸의 긴장이 풀리지 않아 잠을 제대로 이루지 못하는 환자, 중요한 일을 앞두고 잠을 설치는 환자, 출근 생각으로 밤마다 잠 못 이루는 환자, 수면제나 안정제를 20년 동안이나 복용하면서 건강한 수면을 취하지 못하는 환자까지……. 많은 과긴장증후군 환자를 치료하면서 자신감을 얻은 뒤, 임상 현장에 쏟던 에너지를 학문 연구 분야로 옮겨 보다 많은 이의 건강에 보탬이 되고자 했다. 그런데 그즈음 치료가 되지 않던 환자 몇몇이 나의 발목을 잡았다.

· 하룻밤 사이 4회에 걸친 야간뇨로 만성피로를 호소하는 70세 남성

· 20년 동안 갑상선기능저하증을 앓으며, 혀 통증과 속쓰림 및 복통과 심한 소화불량을 호소해온 60대 중반 여성

· 음식물이 식도로 잘 내려가지 않아 식사를 제대로 할 수 없는 고도로 마른 60대 여성

· 어려서부터 코피를 자주 흘리고 심한 모공각화증에 목소리는 자주 쉬고, 초경 이후로는 생리통과 생리량 과다, 복통으로 조퇴가 잦은 중학교 1학년생

· 지독한 축농증, 우울증을 동반한 아토피 피부염으로 온몸이 따가워 하루하루가 고통스러운 30대 남성

· 4박 6일의 고된 동남아 여행 후 극심한 방광염으로 빈뇨, 야간뇨, 회음부

통증을 호소하는 30대 여성

· 재채기, 콧물, 눈 가려움 등의 알러지성 비염을 달고 사는 8세 어린이

이보다 더 심한 증상을 호소하던 환자들도 치료했는데, 이 환자들은 끝내 치료하지 못했다. 그들은 더 이상 내 진료실을 찾지 않았지만, 나는 하루도 그들을 잊어본 적이 없었다. 반드시 해결해야 할 숙제였다. 어떤 의사든 모든 환자의 질환을 100퍼센트 치료할 수는 없다. 치료도 결국 인간이 하는 일이고, 의사도 인간이기에 최선을 다해도 결과가 기대에 미치지 못하는 상황은 발생하기 마련이다. 그러나 의사로서 제대로 치료하지 못한 환자에게는 미안한 마음과 막중한 책임감을 느꼈다. 그렇게 오랜 시간 그 원인과 해답을 찾기 위해 씨름했고, 그 덕에 만난 것이 '호흡'이었다.

호흡과 뇌의 연관성을 통해 나의 임상은 새로운 국면을 맞았다. 코호흡을 통해 부비동에 들어간 공기가 뇌의 열을 식히는 역할을 한다는 사실을 발견하면서 진료 수준이 비약적으로 향상됐을 뿐 아니라 치료 영역도 한층 확장됐다. 이는 정신 질환 치료에도 획기적인 사건이었다. 과긴장증후군 환자들은 뇌의 열을 식히는 부비동의 기능에 상당한 문제가 있었다. 그들을 치료하면서 품어왔던 '이 환자는 왜 이렇게 긴장하게 됐을까?'라는

질문의 답을 드디어 찾은 것이다.

코로나19 팬데믹을 거치며 온라인 환경이 극대화되어 원격 의료시스템이 도입되고, 디지털 의료기기들이 발전하는 등 의료 환경의 패러다임에도 변화가 시작되었다. 뿐만 아니라 유전자 조작 기술과 줄기세포를 배양해 조직과 장기를 만들어내는 '오가노이드organoid' 기술의 발달, 나아가 동물을 복제하는 등의 최첨단 의료 과학 기술이 나날이 발전하고 있다. 특히 회복될 수 없는 장기를 오가노이드 기술로 만든 장기로 대체할 수 있게 된 것은 굉장한 성과다.

인체 시스템의 노화는 특정 장기의 교체나 몇몇 유전자 조작만으로 해결할 수 없다. 인체는 건강한 상태를 최대한 유지하도록 설계된 훌륭한 유기 조직체이다. 그렇다 하더라도 노화는 누구도 피해 갈 수 없는 자연 현상이며, 이에 반해 병들기를 바라는 사람은 없다. 건강한 100세 시대를 위해서는 인체를 유기적인 관점에서 보는 노화의학이 필요하다. 그러나 많은 사람이 자신도 모르게 노화를 가속화시키고 있다. 이 책을 통해 인체는 어떻게 건강한 상태를 유지하는지, 또 어떻게 하면 노화가 빨리 진행되는지를 오랜 전통 의학과 현대 과학의 눈으로 만나보기를 권한다.

이 책의 원고를 쓰기 시작할 즈음, 아버지의 호흡이 달라졌다.

유난히 입을 벌리고 계신 게 눈에 띄었다. 여든이 넘어서도 소주를 즐길 만큼 건강하셨는데, 식욕이 감퇴하고 식사량이 줄며 냄새도 잘 못 맡으셨다. 만성 신부전이 발견되고 빈혈까지 심각했다. 아버지는 어떠한 처치도 거부하셨다. 아버지의 갑작스러운 병환으로 애가 탔다. 한의학과 뇌과학을 연구해왔지만, 아버지가 치료를 거부하시는 이상 손쓸 도리가 없었다.

한파가 몰아친 어느 날, 정정하셨던 아버지가 갑작스럽게 숨을 거두셨다. 대동맥 파열이었다. 생을 마감하시는 것마저 대쪽같고 단호했던 성품 그대로였다. "사회에 더 이상 기여할 게 없으니 이제 떠나도 돼." 마지막일 줄은 상상도 못 했던 그날 오후 아버지의 말씀은 유언이 되었다. 아버지에게도 사회에 대한 기여가 인생에서 중요한 가치였던 것이다.

오늘에 이르기까지 나를 시험에 들게 하셨지만 성장으로 이끌어주셨던 아버지. 어떤 어려움 앞에서도 꿈을 잃지 않고 계속해서 나아갈 수 있었던 이유는 아버지에게 인정받고 싶은 욕구가 크게 자리하고 있었기 때문이었을 것이다. 환자의 삶에 기여하고, 인류에게 공헌하고자 하는 나의 욕구가 아버지에게 물려받은 것이라 생각하니 더욱 뭉클하다.

이 책이 나오면 아버지에게 가장 먼저 보여드리고 싶었다. 더 이상 아버지와 시공간을 공유하지 못한다는 생각에 가슴이 먹먹하지만, 내 유전자 속에서 함께하시는 아버지에게 이 책을 바친다.

뇌가 식지 않는 열대야의 어느 날

차례

추천사 ··· 007

여는 글 | 한의학, 뇌과학을 만나다 ······························· 010

1부 | 병의 근본을 치료하는 한의학

1장. 2000년 역사의 한의학, 새롭게 해석하다 ····················· 025

음양오행이라는 족쇄를 풀다 | 양의학은 세포 병리, 한의학은 체액 순환 |
체액 순환 불균형의 세 가지 치료법 | 병을 치료하는 염증 | 한의사 시각의
해부학과 생리학 | 증상을 넘어선 근본 치료

2장. 한의사의 진료실 ·· 041

환자를 면밀하게 살피는 진료 | 전인적 진단과 치료 | 한약의 색, 맛, 향 | 약
재 관리는 치료의 기본 | 약재가 한약이 되기까지 | 마음에 새기는 환자의
진료 기록

3장. 티베트 의학과의 만남 ··· 056

정신 질환 치료의 돌파구를 찾기 위한 티베트행 | 티베트 전통 의서 『사부의
전』 | 모든 질병의 원인인 정신적 문제 | 치료와 교감 사이 | 보이지 않는 치
료의 힘

2부 | 마음의 창, 감정

1장. 마음의 상처로 인한 질병 ···················· 071

회복되지 않는 마음의 병 | 별과 우주, 잊고 지내던 꿈 | 비로소 나를 받아들이다 | 괴로움 속에서 희망을 보다

2장. 가짜 스트레스와 진짜 스트레스 ···················· 080

우리를 병들게 하는 범인은 스트레스가 아니다 | 현대인의 진짜 스트레스 | 가짜 스트레스가 주는 행복 | 코르티솔, 스트레스를 이겨내는 호르몬 | 공황장애, 외상후 스트레스 장애

3장. 감정자유기법으로 숨은 욕구 알아차리기 ···················· 096

문제는 에너지 불균형 | 부정적인 감정은 받아들이면 편안해진다 | 감정의 배후에 존재하는 욕구 | 실전 체험, 감정자유기법

3부 | 몸과 마음을 관장하는 뇌

1장. 과긴장증후군, 생존회로가 일으키는 오류 ····················· 111
긴장은 진단과 치료의 중요한 단서 | 왜 그리 긴장할까? | 뇌의 생존 전략, 긴장하라

2장. 카페인, 공황장애와 갑상선 질환이 늘어난 이유 ··············· 119
커피는 만성피로의 주범 | 뇌를 지치게 만드는 카페인 | 빈혈을 일으키는 카페인 | 긴장을 불러오는 카페인 | 흔해진 공황장애, 흔해진 갑상선 질환 | 하루 한 잔의 커피가 암을 막아준다? | 그럼에도 왜 카페인을 끊지 못할까? | 도파민 분비와 카페인 중독

3장. 수면, 잘 자야 낫는다 ·································· 138
뇌의 핵심 임무는 신체 항상성 유지 | 몸과 마음을 좌우하는 호르몬 | 호르몬과 자율신경을 조절하는 시상하부 | 수면과 회복력 | 수면의 질이 건강을 좌우한다 | 수면은 면역력이다 | 오랫동안 잠을 자지 않으면 어떻게 될까?

4장. 코호흡, 뇌의 열을 식히다 ····························· 154
뇌는 열받고 있다 | 뇌의 열을 식히는 부비동 | 코호흡의 위력 | 손상된 부비동 기능 회복시키기 | 열이 식어야 제대로 작동하는 뇌

4부 | 우주에서 발견한 노화의 비밀

1장. 우주에서의 빠른 노화 ···································· 177

마이크로중력이 가져오는 몸의 변화 | 우주에서의 몸의 변화 vs 노화에 따른 몸의 변화 | 누워 있으면 빨리 늙는다 | 우주 환경에서 더욱 민감한 여성의 건강 | 우주에서는 장내 미생물도 변화한다 | 근육량 손실을 막기 위한 유전자 조작 | 뇌의 열을 식혀 마이크로중력 이겨내기 | 한의학으로 치료하는 노화 질환

2장. 어떤 환경이든 뇌는 적응한다 ························· 196

우주에서도 적응하는 뇌 | 우울증과 치매, 다른 듯 닮은 뇌 질환 | 머릿속의 소란을 잠재운 필사 | 다이어리, 우주에 가져가고 싶은 개인 물품 하나 | 손으로 눌러쓴 진료 차트에서 찾은 답 | 인간을 인간답게 만드는 쓰기의 힘

닫는 글 | 우주를 품은 한의사 ······························ 213

부록 ··· 217

건강한 호흡 방법 | 건강한 수면 방법 | 그 밖에 노화를 늦추고 뇌 건강을 유지하는 방법 | 수면의 질 평가하기 | 비강 상태 평가하기 | 부비동 상태 평가하기 | 호흡 곤란 여부 평가하기 | 입호흡 여부 평가하기 | 수면무호흡이 악화시키는 질환들

참고 문헌 ·· 249

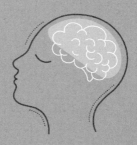

1부

병의 근본을
치료하는 한의학

한의학은 체액 순환을 기반으로 몸에 나타나는 증상을 분석할 뿐 아니라 마음, 성격, 환경까지 전인적으로 고려해 접근하는 의학이다. 첨단 기술로 무장했음에도 불구하고 서양의학 역시 한의학을 치료에 응용하며 적극적으로 연구하고 있다. 오랜 세월 세대와 지역에 상관없이 많은 이의 건강을 지키고 있는 한의학의 힘은 무엇일까?

1장

2000년 역사의 한의학, 새롭게 해석하다

음양오행이라는 족쇄를 풀다

"대전대학교 한의학과에 진학해라." 별 보기를 유난히 좋아했던 고등학생 시절, 내 방에는 "서울대학교 항공우주공학과"라고 쓴 종이가 붙어 있었다. 그런데 그걸 본 아버지는 단호한 어조로 "절대 안 돼, 너는 대전대학교 한의대!"라며 명령을 내리셨다. 아버지가 교수로 재직 중이던 학교까지 콕 집으신 것은 대학을 빌미로 멀리 나갈 생각은 꿈도 꾸지 말라는 압박이었다. 유난히도 자유분방했던 나였지만, 아버지의 단호함을 못 이겨 결국 대전대학교 한의대에 진학했다.

한의과대학 수업 첫날의 실망감은 이루 말할 수 없었다. 한의학 이론에는 논리가 없는 듯했다. 이를테면 '간·심장·비장·폐·신

장'이 각각 '목木·화火·토土·금金·수水'에 배합된다고 하면서도, '간'
이 '목木'에 배합되는 이유와 '심장'이 '화火'에 배합되는 이유를 다
르게 설명했다. '이거 뭐 하자는 거지? 귀에 걸면 귀걸이, 코에 걸
면 코걸이잖아. 이런 걸 어떻게 공부하라는 거야? 난 이런 거 진
짜 하기 싫어'라는 생각이 머릿속을 가득 채웠다.

거기다 중학교 시절 한문 과목을 포기했던 내가 『논어』와 『맹
자』등 상당수가 한문으로 이루어진 한의예과 1학년 과목들을
공부하려니 암담했다. 외워 쓰기뿐 아니라 달달 외워 말해야만
통과할 수 있는 구두시험까지……. 한문이 주를 이루는 과목 중
재시험을 피한 과목은 없었고, 친구들이 시험을 마친 뒤 방학을
만끽할 때도 재시험을 위한 시험공부를 이어가야만 했다.

고달팠다. 한의학의 '한' 자만 떠올려도 머리가 아팠다. 공부는
커녕 수업조차 제대로 듣지 않는 날이 태반이었다. 대전대학교
한의과대학은 한 과목만 F가 나와도 유급이었다. 1학년 중간·기
말 고사 성적이 100점 만점에 60점에도 못 미치는 과목이 태반
이었으니 학교가 나를 '자를' 기회는 많았다. 그나마 한의과대학
교수님들의 넓고 깊은 아량으로 재시험을 치를 수 있어 F 학점
만은 면할 수 있었다.

한의예과 2년을 간신히 버티고 본과(한의학과) 1학년이 됐다.
한방진단학 수업 시간이었다. 가수면에 가까운 정신으로 칠판

을 보고 있는데, 송철호 교수님의 한마디가 뇌를 번쩍 깨웠다. "한의학은 철학이 아니야, 환자를 치료하는 응용과학이지." 간 肝·심心·비脾·폐肺·신腎 각각의 생리를 이해하고 서로의 상관성을 익히면 되지, 음양오행에 목숨 걸 필요 없다는 말씀이었다. 순간 가슴을 묵직하게 짓누르던 쇳덩이가 부서져 나갔다. '대체 이 동양철학을 언제까지 해야 한단 말인가?' 싶던 저항감이 단숨에 풀어졌다. 한의학이 '과학적으로 접근해도 돼, 그러니 마음껏 들어와' 하며 짙게 드리웠던 안개를 거두고 앞길을 환하게 밝히는 것만 같았다. 그리고 비로소 '음양오행의 족쇄'에서 풀려나 배움과 탐구의 자유를 만끽하게 되었다.

양의학은 세포 병리, 한의학은 체액 순환

양의학은 세포 병리에 기반한 의학이다. 체액 순환에 기반한 한의학과는 병의 원인이나 기전에 대한 관점과 치료 방식이 매우 다르다. 예를 들어보자. 당신은 지금 열이 나고 콧물이 줄줄 흐른다. 머리도 아프고 잠도 설칠 만큼 증상이 악화됐다. 이런 상황에서 당신이 양방병원을 방문한다면 해열제, 항생제, 콧물 말리는 약, 진통제, 수면제 등을 처방받게 될 것이다. 양의학에서는 어떤 바이러스 또는 세균이 당신에게 그러한 증상을 일으켰는지 확인하고, 그 원인 물질을 제거하는 치료에 집중하기 때문이다.

그러나 당신이 같은 증상으로 한의원을 찾을 경우, 한의사는 코점막 충혈을 해결하기 위해 보이는 땀과 느껴지지 않는 땀 모두를 더 배출하게 하는 한약으로 체액 순환의 불균형을 해소할 것이다. 그에 따라 당신은 콧물이 줄어들고 코호흡이 편안해지면서 열이 떨어지고 두통이 사라지며 잠도 잘 자게 될 것이다. 이러한 처방은 한의학이 병의 시작을 외부에 존재하는 바이러스나 세균에 두는 것이 아니라, 그들에 반응하는 내 몸 상태의 변화로 보는 데서 기인한다. 다시 말해 외부의 물질은 상수로 두고, 몸이 그에 반응한 결과로 나타나는 체액 순환의 변화를 변수로 보는 것이다.

얼마 전 우리 삶을 잠식했던 코로나19 바이러스를 떠올려보자. 코로나19 감염자의 증상은 제각각이었다. 어떤 사람은 목소리가 안 나올 정도로 목의 통증을 호소했고, 어떤 사람은 심한 몸살로 고생했으며, 후각이 소실되거나 장기간 기침이 낫지 않아 오래도록 고생한 사람도 있었다. 갑작스러운 불면증이나 공황장애를 경험하거나 생리가 몇 달씩 중단된 여성도 있었다. 이러한 증상을 설명하는 데 세포 병리에 기반한 양의학은 한계가 많다. 반면 체액 순환에 기반한 한의학은 환자들의 다양한 증상을 설명하고 치료하는 데 탁월하다.

고혈압, 당뇨와 같은 대사 질환도 예외는 아니다. 혈압약이나 당뇨약 처방 등의 양의학적 접근은 그 병의 근본 원인을 바로잡는 치료가 아니다. 고혈압의 병인에는 몸 안의 수분 증가뿐 아니라 코골이도 있을 수 있다. 그러나 혈압약은 소변 배출을 늘려 몸 안의 수분을 줄임으로써 혈압을 낮추는 것으로, 코골이라는 고혈압의 주요 인자를 해소하는 치료와는 거리가 멀다. 당뇨 환자 중에도 수면무호흡증으로 수면 중 혈당 상승이 반복되면서 병이 유발되고 악화되는 경우가 많지만, 당뇨약은 혈당만 낮춰줄 뿐 당뇨의 핵심 원인을 해결하는 데는 도움이 되지 못한다. 반면 한의학에서는 코골이 때문에 발생한 고혈압 환자를 치료할 때 코호흡을 저해하는 요소를 찾아 코호흡을 원활히 하도록 도와주는 치료를 병행한다. 당뇨 역시 그것이 발생한 원인을 찾는 방식으로 치료한다. 한의학의 치료는 환자의 몸에서 일어난 불균형의 원인을 찾아 해결하는 것에서 출발한다.

체액 순환 불균형의 세 가지 치료법

한의학은 체액 순환에 기반한 의학이다. '체액 순환'이라고 하면 혈액 순환만을 떠올리기 쉽다. 그러나 체액에는 혈액, 세포내액, 세포외액, 림프액, 장액, 뇌척수액 등이 있으며 체액 순환에는 세포 사이의 간질액 순환, 림프액 순환, 장액 순환, 뇌척수액 순환, 말초혈액 순환 등이 포함된다. 질병이란 체액 순환의 불균형 상태이며, 이를 균형 잡힌 상태로 만들어 자기 회복력을 극대화하는 것이 치료이다.

한의학이 체액 순환에 기반한 의학이라는 데 담긴 중요한 의미는 한의학의 치료 대상이 '질병'이 아닌 '사람'이라는 데 있다. 한의학은 감기나 소화불량에서부터 아토피 피부염, 신부전, 각종 암은 물론 우울증, 조현병에 이르기까지 모든 질병의 치료 대상을 질병이 아닌 병을 앓고 있는 사람으로 본다. 같은 병이라도 그 환자의 체액 순환 특징에 따라 증상이 달라진다고 여겨 치료법을 달리하는 것이다. 체액 순환 불균형을 교정하는 한의학 치료법은 크게 세 가지로 분류할 수 있다.

첫째, 체내의 압력을 빼는 압력 조절 방식이다. 대변이나 소변을 원활하게 혹은 더 많이 배출시키거나, 땀을 더 많이 배출시키는 방법이다. 감기에 걸려 몸살이 났을 때 땀을 배출시켜 피부와 근육층의 압력을 낮춤으로써 몸살을 치료하는 것이 대표적이다. 열이 날 때도 땀이나 소변을 더 많이 배출시키는 한약을 흔히 쓰는데, 간혹 고열이 떨어지지 않고 변비가 동반되면 대변을 대량 배출시킴으로써 고열을 치료하기도 한다. 오랜 기간 특정 사안에 대해 속으로 참고 살거나 자기표현을 못 해 가슴이 답답하다고 호소하는, 소위 화병火病 환자들에게도 대변의 배출을 원활하게 해 복부의 압력을 낮춤으로써 횡격막이 편하게 움직이고 호흡을 원활하게 할 수 있도록 돕는 치료를 한다.

둘째, 특정 부위의 온도를 높이거나 떨어뜨리는 온도 조절 방식이다. 신체의 온도를 조절하는 기전은 한약의 특별한 메커니즘이다. 양의학에도 신체의 온도를 낮추는 해열제가 있지만, 특정 장기나 기관의 온도를 낮추거나 높이는 약물은 전무하다. 그러나 기본적으로 급성염증 반응 시 그 부위의 온도가 높아지기 때문에 한의학에서는 급성염증을 치료할 때 찬 성질의 약을 써서 온도를 떨어뜨린다. 만성염증 또한 뇌에서 잘못 활성화된 영역의 과흥분을 잠재우기 위해 온도를 떨어뜨리는 한약을 함께 쓰기도 한다. 뇌는 인체가 쓰는 에너지의 20퍼센트나 되는 양을 사용하는 기관으로 열이 많이 발생한다. 밤에 뇌의 열이 식지 않으면 잠을 제대로 잘 수 없을 뿐만 아니라 호르몬 생성에도 악영향을 준다. 따라서 뇌의 열을 냉각시키는 작용이 원활하지 않아 질병이 발생하면 과열된 뇌를 식히는 한약을 처방함으로써 병을 치료한다. 그 밖에 여성의 골반강 온도가 낮아 발생한 생리과다, 생리통, 난임, 빈혈, 방광염 등은 골반강 온도를 높이는 오수유 등의 약재로 치료한다. 위장 온도가 낮아서 생긴 만성 소화불량은 건강 등의 약재로 위장 온도를 높여 치료하기도 한다.

셋째, 혈액이나 림프액, 간질액, 말초혈액 등의 순환을 증진시키는 방식이다. 수족냉증, 말초혈액 순환 장애, 말초신경염 또는 속쓰림 증상을 보이는 말초 순환 부족 환자에게 세신 등의 약재를 처방해 말초 혈액 순환을 증진시켜 치료하는 사례는 흔하다. 근육량 부족으로 땀이 과도하게 나거나 부종이 발생하면 황기, 방기 등의 약재를 처방해 혈액 순환을 증진시키는 치료를 한다. 한의학에서는 아토피나 특정 피부염을 치료할 때 림프액 순환을 돕는 약을 함께 처방한다. 거시적인 관점에서 림프액 순환이 면역세포가 건강한 상태를 유지하기 위한 근간이 되기 때문인데, 이러한 접근은 양의학의 아토피 치료와는 구분되는 한의학 치료의 특징이기도 하다.

병을 치료하는 염증

많은 사람이 다양한 질환과 증상을 치료하기 위해 침을 맞는다. 그런데 침을 맞는 것이 조직을 손상시키는 행위라는 사실을 아는가? 언뜻 이해하기 어렵겠지만, 침은 치료가 필요한 조직에 미세하게 손상을 가해 가벼운 염증 반응을 일으킴으로써 혈액 순환을 증가시켜 회복을 유도한다.

그런데 염증이라면 빨리 가라앉혀야 할 골치 아픈 현상이 아니던가. 왜 한의학에서는 치료가 필요한 곳에 염증을 일으키는 것일까? 당신이 칼에 손을 베였다고 생각해보자. 피부와 근육에 상처가 나서 피가 흐를 것이다. 그런데 이때 염증 반응이 일어나지 않는다면 당신은 계속 피를 흘리면서 살아야 한다. 상처도 아물지 않고 피부가 개방된 채로 말이다. 당연히 상처를 통해 온갖 세균과 바이러스가 몸으로 유입되어 퍼져나갈 것이다.

다행히도 몸은 상처가 나는 즉시 염증 반응을 일으키고, 그로 인해 상처 부위로 평소보다 많은 양의 혈액이 모인다. 백혈구들은 외부에서 들어온 세균과 이물질로부터 신체를 보호하기 위해 열심히 일하고, 혈소판은 외부로 뚫린 상처를 열심히 막아낸다. 흔히 말하는 딱지가 만들어지는 것이다. 새살이 돋아나게 하는 것 역시 염증 반응의 일부분이다. 이처럼 상처 난 조직이 회복되도록 돕는 것이 염증 반응이다. 염증 반응은 우리가 건강하게 살아가는 데 필수다. 그런데 이러한 메커니즘을 이해하지 못하고 무조건 염증을 없애기 위해 소염제와 항생제 및 스테로이드 제제를 과도하게 사용하는 사례가 있다. 그 경우 정상적인 염증 반응을 억제해 회복력을 저하시킴으로써 회복을 지연시킬 수도 있다.

물론 염증이 무조건 좋다는 것은 아니며 소염제와 항생제 및 스테로이드 제제 사용 등 적절한 치료가 필요한 경우도 있다. 손상이 발생했을 때 적절한 염증 반응으로도 회복되지 못하고 지속되는 염증, 부적절한 식이 및 생활 습관으로 만성이 된 염증, 손상이 없음에도 면역세포가 비정상적으로 반응을 일으키는 염증들은 적절한 치료를 해야 한다. 섣부른 오해로 치료가 필요한 염증을 방치하는 일은 없어야겠다. 다만 정상적인 염증 반응이 '없애야만 하는 나쁜 현상'이라는 잘못된 인식에서 벗어나, 스스로를 안전하게 지키기 위해 몸이 작동시키는 '자가치료 시스템'의 한 과정임을 이해하기를 바란다.

한의사 시각의 해부학과 생리학

졸업 전 본과 4학년 어느 날, 한의사로서의 삶에 가장 큰 영향을 미친 이학로 선생님을 만났다. 이학로 선생님은 천안의 개원의였는데 『한의학 순환구조론』이라는 책을 출간하고 자신의 이론을 학생들에게 알리고자 우리 학교에 특강을 오셨다. 이학로 선생님은 먼저 한의학 용어가 현대의 해부 생리학적으로 밝혀진 수많은 용어를 이용해 재정의되어야 한다고 주장하셨다. 과거에는 언어가 다양하지 않았기 때문에 한의학의 수많은 개념이 몇 개의 단순화된 언어에 갇히면서 그 의미가 많이 왜곡되었음을 지적하셨다. 이를테면 '음양陰陽'의 '음陰'이라는 글자에도 음지, 밤, 여자, 혈액, 고체화된 것, 음습함, 마이너스 등 다양한 의미가 담겨 있으므로 문장 안에서 어떤 의미로 쓰인 것인지 명확하게 구분되어야 한다는 것이다.

다음으로 한의사들이 한의학적인 관점에서 해부학과 생리학을 잘 알아야 한다고 강조하셨다. 한의과대학에서도 해부학과 생리학을 배우기는 하지만, 양의학적으로 접근하기 때문에 학교에서 배운 해부학이나 생리학 수업만으로는 한의학 치료에 적용하는 데 부족함이 많았다. 한의학은 '체액 순환설'을 따르는 학문이므로 그 원리에 맞는 시각으로 해부학과 생리학을 공부할 필요가 있었다. 이학로 선생님의 이러한 가르침은 깊은 공감을 불러일으켰다.

학교를 졸업할 즈음, 한방병원에서 수련하라는 권유 혹은 보이지 않는 압박이 시작되었다. 나의 자유분방함은 수련의로 살아남기에 어울리지 않을뿐더러 그런 나의 성향으로 동기들에게 민폐를 끼치느니 수련하지 않는 것이 옳다는 생각에 고민이 되었다. 병원 수련과 심리학 대학원으로의 진학 사이에서 고민하다 결국 암 환자를 치료하는 한방병원에서 봉직의로 임상을 시작했다.

갓 졸업해 패기와 열정으로 근무했다. 그러나 열의와는 달리 그곳에서 할 수 있는 일은 많지 않았다. 실제 환자를 보는 것과

학교에서 배운 것에는 큰 차이가 있었고, 무엇보다 암 환자에게 할 수 있는 치료에는 한계가 많았다. 생사의 기로에 선 환자를 마주하며 학교에서 배우지 못했던 것들, 생명에 대한 접근 방식 등 많은 질문에 갇혀 있던 내게 이학로 선생님의 조언은 '그래, 다시 공부하자'라는 결심이 서게 했다.

6개월 뒤 병원을 그만두고 해부학, 생리학, 과학사, 생물학, 생명, 의식 등과 관련된 책을 가득 안고 논산 양촌의 외갓집으로 갔다. 친척들의 눈에는 '만년 고시생' 같은 모습이었을 텐데, 내 심정도 별반 다르지 않았다. 일생일대 큰 시험에 모든 것을 건 고시생의 비장함으로 외부와 담쌓고 책과 씨름했는데, 이는 한의사 국가고시를 준비할 때도 보인 적 없는 모습이었다. 날마다 청국장, 김, 김치로 식사를 해결하고, 사과 한 알을 간식으로 먹으며 같은 길을 산책했다. 그렇게 공부에 몰두한 지 반년 즈음 되자 한의학만으로는 볼 수 없던 세계에 조금씩 눈이 뜨였다.

학교에서 배웠던 해부학 이론은 양의학의 시각에서 만들어진 학문이었다. 따라서 해부학을 공부하되 한의학의 치료 원리에 접목하는 새로운 시각과 해석이 필요했다. 사람마다 인체 구조가 다른 것은 아니지만, 질병을 진단하고 치료하는 접근법에는 한의학적 관점이냐 양의학적 관점이냐에 따라 차이가 컸다.

코골이나 수면무호흡 치료를 예로 들어보자. 양의학에서는 코골이를 없애기 위해 수술 치료를 많이 한다. 비수술적 치료법으로 양압기CPAP 치료도 하지만, 심한 경우에는 기도 확장술이나 구개수구개인두 성형술(목젖 성형술), 설근 성형술 등을 통해 물리적으로 구조를 변형시켜 소리를 제거한다. 그런데 이러한 치료는 코 고는 소리를 줄어들게는 하지만 코호흡을 활성화시키지는 못한다. 코골이, 수면무호흡의 핵심이 코호흡이 제대로 되지 않는 것에 있음에도 말이다. 오히려 그러한 수술 치료는 목의 통증이나 삼킴장애(목젖 성형술의 경우) 등의 부작용을 야기하기도 한다.

한의학에도 코골이에 대한 다양한 치료법이 있다. 비염이나 부비동염(축농증) 등 기저 질환이 원인이라면 원활한 코호흡을 위해 코점막과 부비동 점막을 건강하게 회복시키는 치료를 한다. 비만이 주된 원인이라면 체중 감량은 물론이고 그와 함께 부비동의 상태를 개선하기 위한 치료를 한다. 코 고는 소리만 없애는 것이 아니라 코호흡을 활성화시켜 코골이가 생기지 않도록 치료하는 것이다. 증상의 단편만 물리적으로 없애는 데 초점을 맞추지 않고 그 원인이 무엇인지 파악해 교정함으로써 구조적인 변화 없이도 근본적인 치료가 가능하다. 이처럼 한의학과 양의학의 치료 접근법이 다르다 보니 한의학과에서 배우는 양의학적 관점의 해부학 수업에서 한의사가 필요로 하는 핵심 내용은 다뤄질 리 없었다.

증상을 넘어선 근본 치료

한의학에서 진단만큼이나 중요한 것은 그에 맞는 처방법을 찾는 일이다. 한의원을 개원하고 얼마 안 됐을 때만 해도 진료 당일에 적절한 처방을 내리지 못해 퇴근할 때 환자의 차트를 집에 가져가 고심하거나 밤새 처방집을 찾아보기도 하고, 그래도 확신이 서지 않으면 여러 선생님께 전화해 여쭈어보기도 했다. 나를 믿고 찾아준 환자에게 조금이라도 더 정확하게 처방함으로써 단번에 치료되기를 바랐던 것이다. 물론 이제는 환자의 상태를 눈으로 살피는 '망진望診'만으로도 어떤 처방이 필요한지 감이 오고, 대개는 진료 과정에서 처방법이 결정된다. '어떤 약재를 썼을 때 특정 증상이 좋아지겠구나' 하는 예측도 가능하다.

치료에서 매우 중요하지만 놓치기 쉬운 부분은 환자가 기대하는 치료 목표와 한의사가 설정하는 치료 목표가 다를 수 있다는 점이다. 가령 공황장애 환자는 아주 사소한 것에도 불안을 심하게 느낄 뿐만 아니라 스트레스 호르몬의 심각한 저하로 소화불량이나 무기력, 심장 두근거림이나 가슴 떨림 및 호흡 곤란 등을 빈번하게 경험한다. 따라서 환자는 치료를 통해 자신을 불편하게 하는 증상이 없어지기를 바란다. 그러나 한의사 입장에서는 그런 증상을 없애는 것은 표면적인 치료에 불과하며, 환자의 수면의 질을 일정 수준까지 향상시키는 것이 더 중요한 치료 목표다. 이는 공황장애가 건강한 수면을 취하지 못함으로써 발생하는 여러 가지 뇌 신경 호르몬의 불균형에서 시작됐음을 염두에 둔 것이다. 수면장애를 근본적으로 개선하지 않은 채 눈앞의 증상 완화에만 초점을 맞추면 훗날 또 다른 문제가 나타날 수도 있기 때문이다.

환자 A는 심한 복통에 시달리는 여고생이었다. 환자 A는 나를 찾아와 당장 복통만 사라지면 된다고 했지만, 나는 그녀의 골반 내부와 복강의 온도가 너무 낮다는 것, 그리고 생리량이 과다하다는 것에 주목했다. 이에 골반과 복강의 온도를 높이고 생리량이 적정 범주에 들도록 치료했고 환자 A의 복통은 말끔히 해소됐다. 간혹 어떤 증상 때문에 한약을 먹고 좋아졌다가 몇 달이 지나 재발했다고 호소하는 환자가 있다. 이는 한의사가 진료 초기에 치료 목표를 잘못 설정한 것이 원인일 수 있다. 근본적인 문제를 해결하지 않은 채 당장의 증상만 치료하면 약 복용을 중단한 뒤에 재발할 수 있음을 간과해서는 안 된다.

한의학에서의 치료 목표가 그 증상이 나타나게 하는 핵심 원인을 찾아 해결하는 데 있다 보니, 치료에는 그에 따른 최소한의 기간이 필요하다. 몸에 문제가 생겨 체내 시스템의 일부가 비정상적으로 작동할 때, 몸은 그것을 비정상으로 인식한다. 그러나 그 상태가 오래 지속되면 어느 순간 '비정상'을 '정상'으로 인식한다. 그 경우 치료를 통해 시스템을 정상화해도 자꾸 비정상 상태로 돌아가려는 경향을 보인다. 이 때문에 만성질환일수록 체내 적혈구가 다시 생성되는 기간을 감안해 최소 4개월 이상의 한약 처방이 필요하다. 치료에서 정확한 치료 목표 다음으로 중요한 것은 몸이 정상을 정상으로 인식하도록 충분한 치료 기간을 갖는 것이다. 정확한 진단으로 올바른 처방을 내리는 것이 무엇보다 중요하다는 것은 당연한 얘기다.

———

한의학의 치료 대상은 '질병'이 아닌 '사람'이다. 같은 병이라도 환자의 체액 순환 특징에 따라 증상뿐만 아니라 원인도 달라진다고 여겨 치료법을 달리한다.

2장

한의사의
진료실

환자를 면밀하게 살피는 진료

이쯤에서 나의 진료 과정을 소개하겠다. 한의학의
진료 방법에는 '망진', '문진', '문진', '절진'의 사진四診이 있다.

'망진望診, watching'은 환자의 상태를 눈으로 살피는 것을 말한
다. 체형과 피부색, 안색과 이목구비, 얼굴의 균형을 살피고 입
술과 혀의 색도 본다. 얼굴뿐 아니라 자세, 걸음걸이와 태도, 호
흡도 세심하게 확인한다. 관련해 최근 호흡에 관한 연구를 진행
하면서 환자의 얼굴형이나 치열 상태, 턱관절 상태로도 많은 정
보를 얻게 되었다. 작은 키와 작은 얼굴, 비뚤어진 치열을 통해
부비동의 상태가 안 좋다는 것이 확인되면, 부비동 치료를 통해
환자가 앓고 있는 여러 증상을 개선할 수도 있다.

'문진閒診, listening'은 환자의 음성과 음색, 말의 빠르기나 성량을 듣고 환자의 상태를 유추하는 것이다. 말하는 과정에서 호흡이 바르게 이루어지고 있는지, 말이 너무 빠르거나 느리지는 않은지, 목소리가 지나치게 높지는 않은지, 코가 막혀 있지는 않은지 등으로 환자의 긴장도나 감정뿐 아니라 부비동의 상태 및 흉강과 복강의 압력 상황 등을 파악할 수 있다.

또 다른 '문진問診, asking'은 말 그대로 환자에게 증상이나 병력 등을 묻는 것이다. 예를 들면 수면, 호흡, 온도에 대한 반응, 땀, 식욕, 소화, 음수량, 대소변, 체력, 알레르기, 두통, 어지럼증, 근육, 피부, 출혈 유무 등 신체 증상이나 상태, 성격 혹은 기질, 감정과 같은 심리적 특징에 대해 묻는다. 뿐만 아니라 직업이나 가족 관계, 식사 습관, 기호식품 섭취량, 음주량, 운동량 등 환자의 생활 습관을 파악하고, 여성의 경우 생리 주기와 양, 생리통의 정도, 출산 및 유산 과거력, 완경 여부나 시기를 확인함으로써 치료를 위한 다양한 정보를 얻는다. 최근에는 질문 항목이 하나 추가됐는데, 키 성장이 끝난 이후 신체대사가 가장 왕성한 20세 때의 체중이다. 그때와 현재의 체중에 얼마나 차이가 있는지로도 현재의 건강 상태를 확인할 수 있다.

'절진切診, touching'은 환자의 맥을 짚거나 촉진을 통해 진단에 이용하는 것이다. 턱관절과 부비동은 물론 안면근육, 두피, 목근육

등의 상태를 확인하고 횡격막과 복부도 촉진한다. 서혜부와 무릎, 발목, 척추, 고관절의 움직임과 관절 가동 범위도 확인하며, 발가락의 근력을 평가하고 아킬레스건의 유연성도 점검한다.

한의학에서는 '사진'을 고루 진행함으로써 환자의 상태를 면밀하게 파악하는 과정을 거친다. 어떤 부위에서 특정 증상이 나타나더라도 그 원인은 멀리 떨어진 다른 부위의 문제로 인한 것일 수 있으며 하나의 원인이 하나의 증상만 유발하는 것도 아니다. 특히 체액 순환의 원리를 바탕으로 하는 한의학의 시각에서 볼 때, 환자의 병증을 파악하기 위해 해당 증상만 따로 떼어 확인하는 것은 근본적인 치료 이치에 맞지 않는다. 따라서 네 가지 진단 방법으로 진료하면서 신체의 세세한 부분에서부터 전반의 상태를 두루 관찰하는 것이다.

전인적 진단과 치료

한의학에는 '변증辯證'이라는 개념이 있다. 이는 질병을 치료할 때 개별 증상 하나에만 초점을 맞추는 것이 아니라 증상이 나타나게 된 여러 요인을 일정한 패턴으로 구분해 진단하고 치료하는 방식이다. 예를 들어 만성두통 환자가 내원한 경우, 두통 증상으로만 한정하지 않고 다른 증상이나 불균형을 살

핀 뒤, 두통을 유발시키는 원인이 빈혈, 턱관절 장애, 부비동염, 고혈압, 수면무호흡 등 어떤 부류에 속하는 것인지를 파악해 그에 맞는 치료를 진행한다. 또 다른 예로 빈혈이 있으면서 아랫배와 손발이 차고 생리량이 많고 생리통이 심한 환자는 '혈허血虛'(혈분이 쇠약하여 생기는 증세, 즉 빈혈 상태)에 '충임허한衝任虛寒'(골반강 온도가 낮아서 생기는 증세)이라고 변증할 수 있다.

과거의 변증을 곧이곧대로 사용하는 것은 큰 오류를 범할 수 있어 유의해야 하지만, 변증은 환자를 거시적이고 유기적인 관점에서 파악해 질병을 치료한다는 점에서 매우 효과적이다. 하지만 '사진'을 통해 병의 원인을 파악하는 과정에는 한의사 개인의 역량이나 경험에 따라 주관적 요소가 많이 개입되기 때문에 부정확한 진단으로 이어질 가능성도 적지 않다. 따라서 해부학과 생리학의 지식을 충분히 숙지하고 이를 한의학적 진단에 응용할 수 있어야 보다 정확한 변증을 할 수 있다. 같은 증상이라 할지라도 질병의 발생 원인과 기전을 명확히 이해함으로써, 어떤 약을 처방할지, 어떤 치료를 할지가 명확해지기 때문이다.

한의사가 해부학과 생리학을 통해 인체의 구조와 메커니즘을 공부할 때에는, 이를 한의학의 진단과 치료에 어떻게 적용할 것인가를 염두에 두어야 한다. 나는 뇌과학과 호르몬을 공부하며 새로운 변증을 구축하고 있는데, 이때에도 해부학과 생리학은 없어서는 안 될 밑거름이 된다.

한약의 색, 맛, 향

한약재로는 약초의 씨앗, 뿌리, 줄기, 잎, 열매, 꽃 등이 폭넓게 사용되며 체내의 열을 조절하고 체액을 보충하며, 노폐물을 배출하거나 혈액 순환을 돕는 등 다양한 기능을 한다. 그런데 한약재에는 성분뿐 아니라 색, 맛, 향에 따른 고유의 작용이 있다.

맛의 다섯 가지 유형과 기능을 살펴보자. 매운맛은 혈관을 확장시키고 쓴맛은 혈관을 수축시킨다. 혈액 순환 기능을 높이고자 할 때는 계피와 같은 매운맛을 사용하고 지나치게 항진된 염증을 치료할 때는 쓴맛이 나는 황련, 황금 같은 약재를 사용해 혈관 수축을 유도한다. '담미'라고 칭하는 담백한 맛은 수분을 배출시켜 부종을 치료하는 효과가 있는데, 목통이나 방기 같은 약재가 여기에 속한다. 복령도 담백한 맛을 지닌 대표적인 약재로 수분을 배출하는 효과와 함께 심신의 안정을 도모하고 에너지 생성을 돕는다. 오미자로 대표되는 신맛은 수렴작용(산발적인 것을 모아 갈무리하게 하는 작용)을 통해 과도한 땀이나 설사 배출을 완화할 때 주로 쓰인다. 짠맛의 경우 기운을 아래로 내려앉게 하는 작용을 한다. 예를 들어 몸 아래(하부) 쪽 장기의 질병을 치료할 때는 짠맛이 나는 약초인 함초를 쓰기도 하고, 약재의 전처리 과정에서 짠 성분을 첨가하기도 한다.

음식이나 약재가 특정 색이라는 것은 그 색을 띠게 하는 성분이 있다는 의미이다. 음식이나 약재를 섭취하면 소화 과정을 거친 뒤에도 색의 성질을 유지한 최소 단위의 분자가 어느 정도 남는데, 이 분자는 그 색의 성분을 필요로 하는 곳에서 재활용된다. 예를 들어 붉은색인 단삼, 산수유, 홍화 등은 혈관과 혈액에 작용해 혈액 내 노폐물 배출을 활성화하고 혈액 순환을 증진시키며 심장 질환 예방을 돕는다. 노란색인 치자, 황금, 강황 등은 쓸개즙 생성과 분비를 촉진한다.

아로마 향을 이용해 심리적 안정을 취하거나 숙면을 유도하는 등 향을 이용한 치료법은 비교적 널리 알려져 있다. 오래전부터 비싼 약재로 취급된 사향은 수컷 사향노루의 배꼽 부위 향낭에서 얻은 분비물을 건조한 것이다. 사향은 동물성 약재로 고유한 향이 있으며 심혈관 질환과 간을 보호하는 효과 외에도 성호르몬을 위시한 다양한 호르몬 분비를 극적으로 촉진하고 호르몬 저하 질환 치료에 탁월한 효과가 있을 뿐 아니라 신경세포의 회복에도 뛰어난 효과가 있다. 감기를 비롯한 안면과 머리 부위의 다양한 질환에 향을 이용한 약재가 많이 쓰이는데, 대표적으로 박하, 신이(목련꽃봉오리), 연교, 형개 등이 있다. 박하는 맵고 시원한 향이 나는데, 땀 배출을 원활하게 하고 열을 내림으로써 감기나 비염 치료에 많이 사용된다. 이처럼 음식이나 약재는 그것이 지닌 맛, 색, 향의 성질에 따라 우리 몸에 영향을 미친다.

약재 관리는 치료의 기본

"의사는 환자의 치료 전반에 걸쳐 모든 책임을 떠안아야 진짜 공부가 된다." 이학로 선생님은 진짜 임상의가 되려거든 제대로 공부해야 하는데, 개원해서 모든 책임을 지고 환자를 보면서 하는 공부가 제대로 된 임상 공부라고 강조하셨다. '봉직의 때도 모두 내 환자라고 생각하고 최선을 다했는데……' 라고 생각했지만, 존경하는 선생님의 조언인 데다 나 역시 환자의 질병을 처음부터 끝까지 온전히 치료하고 싶다는 생각에 개원을 준비하기 시작했다. 우선 진료이자 공부라는 개원 취지에 맞게 번듯하고 상권 좋은 곳보다는 경비가 최소로 나가는 곳을 찾았다. 그렇게 서울 상계동 외진 길 한쪽의 작은 한의원을 양도받으면서 첫 번째 한의원이 탄생했다. 이름하여 '사계절 한의원'. 사계절 내내 우리 한의원에 건강을 맡기라는 뜻이었는데,

지금 생각해보면 당찬 작명이 아니었나 싶다.

이학로 선생님의 스승이신 고故 김청하 선생님은 내게 큰 스승이셨다. 한약재를 주로 다루셨는데, 일반 한의사들은 잘 모르는 약재와 이미 맥이 끊긴 여러 비법을 잘 알고 계셨다. 약재뿐 아니라 세상의 어떤 현상이나 사물의 역사를 꿰고 계신 모습은 무협지에 나오는 은둔의 고수처럼 보였다. 김청하 선생님을 처음 뵌 뒤 그분의 지식과 혜안을 동경하면서 뭐라도 배워보려는 마음에 자주 찾아뵙고 질문도 많이 했다. 하지만 그때마다 선생님은 조금씩 운만 띄울 뿐 답은 스스로 찾으라고 말씀하셨다. 솔직히 좀 답답했다. 속 시원히 알려주면 좋을 텐데 뭘 스스로 터득하라는 건지 알 수 없었기 때문이다. 지금이야 그 뜻을 뼛속 깊이 이해하고 있지만 말이다.

내가 한의원을 개원하자 김청하 선생님께서 힘주어 당부하신 말씀이 있었다. "약재는 반드시 씻어서 써야 한다." '약재를 씻어서 쓰는 게 당연한 거 아닌가' 싶겠지만, 요즘 약재는 약재상에서 어느 정도 세척한 후 유통되기 때문에 한의원에서는 별도로 씻지 않기도 한다. 문제는 약재상에서는 약재를 대량으로 취급하다 보니 구석구석 덜 닦일 가능성이 있다는 점이다. 값이 싸거나 잎이나 뿌리를 쓰는 약재들은 더더욱 그렇다.

어릴 때만 해도 한의원 근처를 지나면 약 달이는 냄새가 진동

했다. 내부에는 한쪽 벽을 가득 메운 약장이 그 위용을 자랑하기도 했다. 반면 최근 일부 한의원들, 특히 현대식으로 대형화된 곳일수록 직접 한약 달이는 모습을 보기 힘들다. 대개 환자의 눈에 띄지 않는 곳에 탕전실이 분리되어 있거나, 별도의 장소에서 탕전을 하기도 한다.

시스템의 우열을 논하려는 것은 아니다. 설비의 발전 덕에 한약의 생산과 유통이 과거보다 편리하고 빨라졌으므로, 무조건 전통 방식대로 탕전해야 한다고 주장할 수는 없다. 다만 한약을 만들기 위해서는 약재의 세척부터 건조, 전처리, 약 달이는 과정까지 많은 수고와 헌신이 필요하다. 어느 하나라도 대충 넘어간다면 몸을 좋게 만드는 것이 아니라 오히려 상하게 할 수 있다. 김청하 선생님께서 새내기 한의사인 내게 '약재를 꼭 씻어서 쓰라'고 조언하신 것도 치료에 있어 기본을 지키는 것이 무엇보다 중요하다는 점을 강조하신 것이다.

약재가 한약이 되기까지

그렇다면 한약은 어떤 과정을 거쳐 만들어질까? 한의원에서 한약 만드는 과정을 간단하게 소개하겠다. 우선 약재상에서 구입한 약재는 종류를 불문하고 모두 세척한다. 보통은 세 번 정도 물로 씻어 행구는데, 비싸고 덩어리가 큰 약재는 깨끗한 편이지만 비교적 저렴하고 잔뿌리가 많거나 약재가 풀(초본) 전체라면 제거되지 않은 흙이 많아 네다섯 번 이상 씻어야 한다. 나팔꽃 씨앗은 작은 자갈이 상당수 섞여 있어 쟁반에 넓게 펼쳐놓고 손으로 하나씩 골라내야 한다. 약재를 씻고 말리는 데에만 한 달 가까이 걸린다.

사실 약재는 씻는 것보다 말리는 것이 더 힘들다. 습도나 온도에 민감한 약재를 잘 말리기 위해서는 최소한의 공간과 시간이 필요하며, 날씨를 잘 살펴야 한다. 사계절 한의원은 침대 세 개를 두고 한쪽에서 진료를 보고 다른 쪽에서 침을 놓을 만큼 공간이 협소했다. 그나마 상담실로 쓰려고 작은 소파 하나를 들여놓았던 방을 건조실 삼아 약재를 말렸는데, 약재가 건조된 줄 알고 약장에 넣었다가 곰팡이가 잔뜩 피어 다 버린 적도 있었다.

대전으로 내려와 '전유전 만년설 한의원'을 개원하면서는 건조대 제작에 가장 힘을 주었다. 공간을 효율적으로 쓰면서 약재를 위생적으로 건조할 수 있는 방식을 고안해 천장에 달린 건조대를 전동으로 올렸다 내렸다 하는 장치를 설치했다. 최근에는 약재 소비가 늘어 전기 건조기도 들여놓았는데, 장마 등 날씨와 관계없이 약재를 완벽하게 건조하고 있다. 약장 역시 서랍 전면을 유리로 제작해 속이 보이도록 했다. 이러한 건조대와 약장을 갖춘 곳은 우리 한의원이 유일할 것이다. 약재의 세척과 건조는 손이 많이 가지만, 그 과정에서 약재 고유의 성질을 직접적으로 파악할 수 있고, 농부의 마음도 조금은 헤아려볼 수 있다는 점에서 매우 보람 있는 작업이다.

세척과 건조가 마무리된 약재는 다양한 방식의 전처리를 거친다. 대표적인 것이 지황을 막걸리에 찌고 말리기를 아홉 번 반복한 뒤 숙지황으로 만드는 과정이다. 여기에는 막걸리 가격이 만만치 않게 들어가는데, 작업 시간 등 공도 매우 많이 들어간다. 하지만 이러한 과정을 거친 숙지황은 약재상에서 유통되는 숙지황과 질적으로 많은 차이가 난다. 시중에 유통되는 숙지황의 경우 소화장애를 유발하기도 하지만, 우리 한의원에서 만든 숙지황은 그렇지 않다.

그 밖에도 팬에 혹은 직화로 굽거나 쌀뜨물에 찌기도 하고, 70도가량의 뜨거운 물에 30분 정도 담갔다가 꺼내기를 여러 번 반복한다거나 술을 넣고 볶는 등 약재마다 다양한 전처리 과정을 거친다. 또한 약의 성분이 잘 우러나도록 씨앗으로 된 약재는 분쇄하고, 대추 같은 경우는 과육을 일일이 가위로 자른다.

이렇게 준비한 약재는 옹기에 넣고 생수를 6~9리터가량 붓는다. 그 상태로 성분이 우러나게 둔 다음 한 시간 반쯤 달이는데, 처음에는 센불로 달이다가 약이 끓기 시작하면 약불로 달인다.

초탕이 끝나면 약 달인 물을 걸러 들통에 담아둔다. 약재만 남은 옹기에 다시 새로운 생수 3~4리터를 붓고 한 시간 동안 재탕한 뒤 별도로 걸러둔 약물과 합쳐 400메쉬의 고운 망으로 거른다. 그리고 다시 거른 약물을 30분 정도 끓인다. 약재를 걸러내고 약 달인 물만 끓이는 과정에서 다당류인 탄수화물이 단당류로 끊어지며 단맛이 살짝 생긴다. 단, 향이 있는 약재는 공정의 마지막 단계에 10~30분 이내로 달인다. 너무 오래 달이면 향이 날아가기 때문이다. 짧게 달여 향을 쓰는 약재에는 박하, 신이, 형개, 연교, 강활, 백지, 고본, 목향, 백단향 등이 있다.

녹용이 열을 내는 성질이 있다고 알려지면서 한약을 처방받을 때 "저는 몸에 열이 많아서 녹용이 안 맞아요"라고 하는 환자를 심심치 않게 만난다. 그런데 녹용은 몸에 열을 낸다기보다 성장 호르몬 및 조혈 호르몬을 활성화시키는 등의 역할을 하는 약재이다. 성장 호르몬은 소아의 각종 성장 과정에 쓰이지만, 연령을 불문하고 몸이 아플 때 회복시키는 역할을 하기도 한다. 여성은 남성에 비해 근육량이 절대적으로 적을 뿐 아니라 생리와 임신, 출산을 겪으면서 빈혈이 쉽게 오기 때문에 보편적으로 여성 환자의 약에는 녹용을 소량이라도 첨가한다.

녹용 달이는 법은 사골을 끓이는 것과 유사한데, 오랜 시간 끓여야 유효 성분이 충분히 나온다. 우리 한의원에서는 녹용이 흐물흐물해질 때까지 20시간 이상을 끓여 소분한 뒤 냉동했다가 필요 시 한약을 달일 때 첨가한다. 소화기관이 약한 환자를 위해 한약을 발효하기도 한다. 약을 달여 40도 이하로 식힌 뒤 발효 효소 분말을 넣고 3일간 발효시키면 유익한 미생물이 풍부해져 소화와 흡수가 훨씬 용이해진다.

요즘에는 탕전을 하더라도 대부분 약재를 보자기에 싸 기계에 넣고 달이는데, 그 경우 약이 달여진다기보다 보자기 안에서 쪄지는 것에 가깝다. 그런 식으로 찐 약에 비해 옹기에 넣고 달인 한약의 맛은 훨씬 깔끔하고 순하다. 실제로 우리 한의원에서 달인 한약을 먹어본 한의사 동기들은 이런 한약 맛은 처음이라며 놀라기도 했다.

한의학에서는 맛과 향이 인체에 미치는 영향을 중요시하기 때문에 같은 약이라도 어떻게 달이느냐가 매우 중요하다. 의사로서 약재를 어떻게 처리하고 어떻게 달이는지 투명하게 공개하는 것은 환자와의 신뢰 형성에 큰 역할을 한다.

마음에 새기는 환자의 진료 기록

환자를 볼 때 차트 한 면을 수기로 가득 채우는 것은 나의 오랜 고집이다. 많은 병의원과 한의원에서 전자 차트를 사용하고 있음에도 수기 차트를 고집하는 것은 이학로 선생님의 가르침 덕분이다. 환자와의 상담 내용을 전자 차트에 기록하면 시간도 단축되고 자료를 정리하기도 편하지만, 그 내용을 기억하는 효과는 다소 떨어진다.

봉직의로 근무할 때도 환자를 보고 나면 그 내용을 노트에 정리하고는 했다. 하지만 시간이 지나 다시 기록을 보면 환자의 증상이나 상담 내용이 잘 기억나지 않았다. 그런데 내가 직접 개원하고 치료한 환자들은 달랐다. 수기로 꼼꼼하게 작성한 차트를 뒤지지 않더라도 그들의 증상과 치료 과정을 기억할 수 있었다.

의사 입장에서 내가 본 환자를 기억하는 것과 그렇지 않은 것 사이에는 하늘과 땅만큼의 차이가 있다. 개원 후 10년 동안 환자들의 상태를 일일이 마음에 새겼다. 덕분에 환자를 치료할 때 처음부터 끝까지 책임을 다해야 진짜 공부가 된다는 선생님의 말씀을 체감할 수 있었다.

———

체액 순환의 원리를 바탕으로 하는 한의학의 시각에서 볼 때, 환자의 병증을 파악하기 위해 해당 증상만 따로 떼어 확인하는 것은 근본적인 치료 이치에 맞지 않는다. 따라서 망진, 문진, 문진, 절진 등

네 가지 진단 방법을 이용해 신체의 세세한 부분에서부터 전반의 상
태를 두루 관찰하는 것이다.

3장 — 티베트 의학과의 만남

정신 질환 치료의 돌파구를 찾기 위한 위한 티베트행

한의과대학 졸업과 동시에 심리치료 기법을 공부하기 시작했고, 개원 후에는 대학원에 진학해 한방신경정신과 박사 과정을 밟았다. 이런 나의 소문을 듣고 찾아오는 불면증이나 우울증 환자도 많았다. 그러나 마음 한구석은 풀지 못한 숙제가 남아 있는 듯 답답했다.

하루는 이런 고민을 꿰뚫고 계신 김청하 선생님께서 정신 질환 치료를 잘 하고 싶다면 '티베트 의학'을 공부하라고 조언해주셨다. '티베트만의 의학이 있었어?' 하는 생각과 함께 '왜 중국도 일본도 아닌 티베트 의학일까?' 하는 궁금증이 밀려들었다. 달라이라마와 티베트 망명인 정도를 제외하고는 티베트에 대해 특별히 아는 바가 없었기 때문이다. 하지만 이학로 선생님의 말씀 한마디에 제대로 공부하기 위해 개원했듯, 이번에도 분명 깊은 뜻이 있으리라는 확신이 있었다. '그래, 가보지 뭐.'

한의원을 확장 이전하고 얼마 안 된 시점에 그런 이야기를 들은 것은 아쉬웠지만, 그렇다고 답을 구하고자 하는 나의 절실함을 누를 수는 없었다. 어디서 누구에게 무엇을 배워야 할지……. 정해진 것은 티베트 의학 말고는 아무것도 없는 상태에서 사전 답사를 했다. 중국이 된 티베트의 라사, 티베트 망명 정부가 있는 인도의 다람살라, 중국 운남성의 곤명에 이어 인도의 라다크로 향했다. 히말라야에 위치한 라다크는 인도에 속한 채 티베트 문화를 유지하고 있다. 무작정 수소문해 의사들을 만났고, 그들을 통해 티베트 의학에 대해 알아본 뒤 나의 뜻을 전하며 가르침을 줄 수 있는지 물었다. 그렇게 라다크에서 영어가 가능하면서도 나를 가르쳐줄 수 있는 의사를 만나 티베트 의학을 배우기로 하고 사전 답사를 마무리했다.

'공부를 하려고 하면 마가 낀다'는 말이 있다. 정말 그런 것일까? 내게 한의원을 양도받기로 한 사람이 계약을 파기하면서 티베트행이 무한정 연기됐다. 하는 수 없이 다음 양도자가 나타날 때까지 유학을 보류했는데, 그 시기 나는 지금의 남편과 연애를 하고 있었다. 잘나가던 한의원을 그만두고 티베트 라다크로 떠나겠다는 나의 계획을 염려하던 가족과 친구 들은 내가 결혼 날짜를 잡자 마음을 놓았다. 잠깐의 바람이 지나가고 다시 안정된 생활로 돌아온 것이라 믿었기 때문이다. 하지만 변한 것은 없었다. 답을 찾아야겠다는 열망도, 기회만 되면 바로 떠나겠다는 의지도 그대로였다. 결혼을 코앞에 둔 시점에 한의원의 새 인수자가 나타났고, 나와 남편은 라다크로 떠날 준비를 시작했다. 그때 나의 배 속에서는 5개월 된 딸이 한창 자라고 있었다.

　모두가 뒤집어졌다. 특히 엄마는 지금까지 들어본 적 없는 강한 어조로 만류했다. 서른아홉 고령의 임산부가 해발 3,500미터 고원지대의 척박한 라다크로 유학을 가겠다니⋯⋯. 사실 누구라도 이해하지 못했을 것이다. 초음파 검사 후 라다크로 유학을 간다고 말하자 눈이 휘둥그레졌던 산부인과 의사의 표정은 지금도 생생하다. 하지만 '그곳 사람들도 임신하고 애 낳고 잘만 사는데, 나라고 가서 못 살까⋯⋯' 하는 생각이 강했기에 뜻을 굽히지 않았고, 아버지께는 한참 동안 말씀을 드리지 않다가 나중에 보고서를 만들어 드렸다. 처음 개원을 준비할 때도 아버지가 반대하시면서 개원의 목적과 목표 등에 대해 보고서를 제출하라고 하셨기에 이번에도 티베트 유학의 계획과 목적을 상세하게 정리해 드린 것이다. 왜 티베트에 가야 하는지, 가서 어떤 것을 배울지, 돌아오면 무엇을 할지⋯⋯. 결국 설득에는 실패했지만 결정은 번복하지 않았다. 아버지 역시 내 고집을 꺾을 수 없다는 것을 알고 계셨을 것이다.

선생님, 고마워요. 이다음에 최고의 명의로 신문에 대서특필되기를 기도할게요!

한의원을 그만둔다는 소식을 들은 몇몇 환자들로부터 편지를 받았다. 그중에는 내게 치료받았던 어린이의 편지도 있었는데, 삐뚤빼뚤하게 꾹꾹 눌러쓴 글씨를 보고 있자니 눈물이 핑 돌았다. 어떤 환자는 나를 안고 울기도 했는데 '지난 시간 나의 노력이 헛되지 않았구나' 하는 생각과 함께 '더 열심히 공부해야겠다'는 다짐이 굳건해졌다.

티베트 전통 의서 『사부의전』

티베트 의학은 주로 스님들을 통해 전해 내려온 학문인데, 실제로 대부분의 의사가 스님이었다. 나를 가르쳐주던 분도 스님이자 의사였다. 수업은 매번 약사부처에게 감사를 표하고 의사로서의 다짐을 새기는 기도문을 함께 낭송하는 것으로 시작했다. 선생님이 약을 만들 때 도와드리거나 환자를 진료할 때 참관하면서 간접적으로 임상 현장을 체험하기도 했다. 선생님과는 영어로 소통했지만, 언젠가는 고전을 직접 읽어야 했기에 티베트어도 함께 배웠다. 생소한 언어를 배우면서 공부하다 보니 진도는 느렸다. 하지만 어떤 공부든 그 결과를 보기까지 인내와 기다림은 그림자와 같다는 것을 알고 있었다. 낯선 환경, 낯선 문화, 낯선 언어 속에서 열매를 맺어야 한다는 생각에 가끔은 답답했지만, 한의원을 정리하고 떠나올 때 눈시울을 붉히던 환자들의 얼굴을 떠올리며 고비를 디딤돌 삼아 앞으로 나가겠다고 다짐했다.

티베트에서 의사가 되려면 티베트 전통 의서인 『사부의전四部醫典』을 7년 정도 공부해야 하며, 약초를 채집하는 훈련을 받아야 한다. ●『사부의전』에는 인간의 모습으로 태어난 약사부처가 제자들에게 전하는 의학적 가르침이 담겨 있다. 『사부의전』에서는 불교에서 인간을 고통에 빠뜨리는 '3대 번뇌'라고 말하는 '탐貪', '진瞋', '치癡' 3독을 질병의 근원으로 규정한다. '탐'은 만족을 모르는 물질적 욕망과 욕심을, '진'은 인내를 모르는 증오와 분노, 노여움을, '치'는 영원한 것은 없다는 공空에 대한 개념을 모르는 어리석음, 무지를 의미한다. 인간의 모든 질병이 시작되는

●「세계 4대의학 교리 근거 8만4천 질병 치유」, 탁효정, 〈법보신문〉, 2004년 8월 2일 자.

3독은 '룽-rLung', '티빠-mKhris-pa', '바트칸Bad-kan'이라는 기운과 연결 지어 치유에 적용한다. '룽'은 호흡 또는 바람의 힘과 같다. 한의학에서 말하는 '풍風'과 비슷한 개념으로 체내의 흐름과 순환의 기氣를 의미한다. '티빠'는 체온을 유지하는 열기다. '바트칸'은 한의학에서의 '담痰'과 같은 개념으로 소화 기능과 관련이 있으며, 그 밖에 배뇨 기능, 체중 조절, 수면의 질 등과도 연관이 있다. 이 세 가지 기운 중 나의 관심을 사로잡은 것은 '룽'이었다. 불면증, 공황장애, 우울증, 조현병 등을 아우르는 여러 정신 질환은 '룽'의 문제에서 기인한 병으로 분류된다. 한의학에서도 신경 질환을 '풍병'으로 분류한다. 뇌경색, 뇌출혈 등이 이에 속한다. 우리가 흔히 알고 있는 중풍의 병명은 '풍에 적중했다'라는 의미로 지어진 것이다.

티베트에는 '천장'이라는 독특한 관습이 있었다. 사람이 죽으면 그 시체를 조각내 독수리 먹이로 주던 장례 방식이다. 잔인하고 비인간적인 행위이지만, 아이러니하게도 그 덕에 티베트에서는 일찍부터 해부학이 발달했다. 서양에서는 1900년대에 이르러서야 개념을 갖추기 시작한 해부학, 발생학 등이 티베트 의학에서는 1600년대에 체계가 완성된 것이다. 티베트 의학 이론은 수정란의 세포분열에서부터 안과 수술이나 뇌 수술하는 방법까지도 상세하게 설명한다. 『사부의전』에도 방대한 양의

의학 지식이 전부 그림으로 표현되어 있다. 1958년 시베리아 지역의 한 박물관에서 발견된 『사부의전』을 처음 본 사람들은 이를 그림책이라 생각했는데, 훗날 의사들이 인체 해부도와 정교한 수술 도구 등이 상세하게 묘사된 것을 보고 경악을 금치 못했다고 한다. •

모든 질병의 원인인 정신적 문제

티베트 의학은 '정신적 문제가 8만 4,000개의 질병을 일으킨다'라고 할 만큼 정신적인 문제가 건강에 미치는 영향에 대해 깊이 고찰한다. 마음 상태가 질병의 원인이 되며, 건강은 심신의 조화가 근간이 된다고 본 것이다. 이는 마음을 다스리는 것을 치료의 핵심이라 여기는 티베트 의학 최대의 특징이자 강점이기도 하다. ••

현대의학은 현미경 등 여러 기구가 개발되면서 세포 병리를 기반으로 발전했을 뿐, 모든 인류의 초기 의학은 체액 순환에 뿌

• 「김재일 교수에게 듣는 티베트의학 이야기」, 강신재, 〈현대불교신문〉, 2004년 8월 10일 자.

•• 「티벳 전통의학에 관한 고찰」, 이봉효·박지하·이상남·한창현, 대구한의대학교 한의과대학 경혈학교실, 〈대한예방한의학회지〉, 제14권 제3호(2010), 77~92쪽.

리를 두고 있다. 티베트 의학과 한의학 역시 체액 순환의 원리를 따른다는 점에서 공통점이 많다. 반면 티베트 의학만의 독특한 특징도 있는데, 그중 생식 과정에 대한 이론이 특히 인상적이었다. 현대의학을 통한 여러 가지 검사 결과 아무 문제가 없는 부부에게서 임신이 되지 않는 경우, 두 사람의 의식이 결합되지 않았기 때문이라 본다는 관점이 그것이다.

티베트 의학에서 또 한 가지 흥미로운 것은 맛에 대한 개념이다. 한의학에서도 맛은 중요한 요소다. 한약재의 맛은 단순히 '맛있다', '맛없다'로 표현되는 기호를 떠나 체내 압력과 온도의 변화를 이끄는 작용을 한다. 매운맛이 혈관을 확장시켜 혈액을 순환시킨다고 보는 이치처럼 말이다. 티베트 의학에서도 한의학에서처럼 맛을 중요시한다. 한의학과 다른 점이 있다면 티베트 의학에서는 맛을 크게 두 가지로 분류하는데, 첫 번째는 혀에서 느끼는 맛이고 두 번째는 위장에서 소화된 이후의 맛이라는 점이다. 쉽게 이해할 수 없는 개념이지만, 고대에 어떤 현상을 통해 이러한 이론이 생긴 것인지, 어떤 필요에 의해 그러한 개념을 사용하게 됐는지는 추후 연구해볼 가치가 있다.

치료와 교감 사이

티베트에서 지내며 정식 교육 시간 외에는 다른 의사를 찾아가 이야기를 나누고는 했다. 한번은 백발의 노인 의사를 만났는데, 첫인상이 의사라기보다는 무당에 가까웠다. 실제로 티베트에서는 사람을 치료할 때 주문을 외우다가 침을 뱉는 등 샤머니즘적 의식을 많이 한다.

다람살라에 갔을 때 그 마을에서 존경받는 고승을 뵌 적이 있다. 의사는 아니었지만 정신 질환 환자들을 치료하기 위해 샤머니즘적인 의식을 행하고 계셨다. 그때 본 할머니는 원숭이의 공격으로 외상후 스트레스 장애가 생긴 뒤 병이 들었는데, 의사에게 치료받아도 낫지 않아 찾아온 참이었다. 스님은 할머니 주변에 촛불들을 켜놓고 밀가루 반죽 같은 것으로 여러 의미가 담긴 모형을 만들어둔 뒤 의식을 행했다. 모든 것을 맡긴 채 치료받는 할머니를 보며 많은 생각이 들었다. 누군가는 '저게 무슨 의술이야, 요즘 같은 시대에 아직도 저런 미신을 믿고 있네' 하면서 답답해할 수도 있지만, 나는 그들에게서 혹독한 환경에서 살아남기 위해 이어온 무형의 힘을 느꼈다. 티베트는 환경적·역사적·정치적으로 척박한 나라다. 그곳에서 자신들의 뿌리를 지키고 계승하며 살아가는 사람들에게 대대로 내려오는 특별한 의식은 그들을 살아남게 한 정신적 근원일 것이다. 그것이 곧 치료가 아닐까.

의사나 무당은 궤를 같이하는 부분이 있다. 의사의 '의醫' 역시 '무巫'라는 글자에서 파생된 글자다. 특히 정신과 의사들은 환자와의 교감을 통해 그의 내면을 치료한다는 점에서 고대의 무당이 하던 역할을 이어가는 셈이다. 김청하 선생님께서도 오늘날까지 티베트를 끌어온 불교의 힘이 그들의 정신의학에 남아 있다고 하셨다. 그 힘을 이해하는 것은 내게 남은 숙제일 터였다.

보이지 않는 치료의 힘

배가 불러오면서 귀국을 해야 했다. 처음에는 여기도 사람들이 아이를 낳고 키우는 곳인데 나라고 아이를 못 낳을 게 뭐 있을까 했지만, 부근에서 가장 큰 주립병원조차 시설과 위생 상태가 엉망인 것을 보며 생각이 흔들렸고 임산부들에게 시행하는 풍진 예방접종이 불안감을 더했다. 라다크의 제일 큰 도시 레Leh의 주립병원 영유아 사망률이 10퍼센트가 넘는다는 말에 더 이상 고집을 부려서는 안 되겠다는 생각으로 결국 짐을 쌌다. 그렇게 5개월 정도의 짧은 유학 생활을 정리한 뒤 한국으로 돌아왔고, 자연주의 분만을 위해 조산원에서 출산했다. 비록 29시간의 진통을 겪은 난산이었지만 아이는 건강하고 예쁘게 세상에 나왔다.

정신없이 몸을 추스르고 아이가 돌을 지날 무렵이었다. 다람살라 멘체캉 천문의학대학에서 외국인을 대상으로 티베트 의학 연수 강좌가 열린다는 소식을 접했다. 고민 끝에 엄마에게 돌쟁이 딸아이를 맡긴 뒤 주저 없이 비행기를 탔고, 레에서 개인 과외를 받을 때와 달리 여러 교수진을 통해 티베트 의학 개론에 대해 체계적인 수업을 들었다. 처음 유학 생활과 비교해 티베트 의학에 대해 보다 깊게 알 수 있는 시간이었지만, 티베트 의학을 통해 정신 질환 치료에 혁신이 될 만한 중요한 단서를 구하고자 했던 갈망을 채우기에는 역부족이었다.

돌이켜 보면 한의학과 현대의학의 정신과 치료 분야에서는 알 수 없는 특별한 이론이나 개념을 티베트 의학에서 찾을 수 있으리라 기대했던 것 같다. 하지만 그곳에 내가 찾아 헤매던 비법은 없었다. 티베트에서 숱하게 만난 의사 중에 '정신과 치료의 핵심이 무엇인지', '조현병은 어떻게 치료해왔는지' 등 자신의 노하우를 힘주어 말하는 사람도 없었다. 다만 거칠고 황량한 땅에서 불교에 온 마음을 의지해 살아가는 삶의 단편들을 통해, 어떤 경우든 '사람이 사람을 치료하는 행위는 고귀한 일'이라는 것과 때로는 '보이지 않는 힘이 그 치료를 가능하게도 한다'는 이치를 배웠다는 점에서 티베트 유학 생활은 의미 있는 시간으로 남았다.

티베트 의학에는 '정신적 문제가 8만 4,000개의 질병을 일으킨다'라는 말이 있다. 그만큼 정신적인 문제가 건강에 미치는 영향에 대해 깊이 고찰한다. 마음 상태가 질병의 원인이 되며 심신의 조화가 건강의 근간이 된다고 보는 것이다.

2부

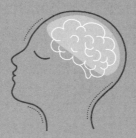

**마음의 창,
감정**

다혈질이거나 자신의 기분을 곧잘 드러내는 이들에게 "이성이 감정을 컨트롤하지 못하는 사람"이라고들 말한다. 자신의 감정을 최대한 숨기거나 드러내지 않음으로써 성숙한 사회인이 되어야 한다는 식이다. 그러나 감정은 다양한 호르몬 작용의 결과물로 몸과 마음이 어떤 상태인지 알려주는 신호등 같은 역할을 한다. 감정은 삶을 더욱 풍요롭게 하고, 문제를 해결할 수 있도록 이끌어주며, 내면의 욕구를 찾을 수 있도록 도와주는, 우리에게 없어서는 안 될 소중한 몸의 반응이다.

1장

마음의 상처로 인한 질병

회복되지 않는 마음의 병

"그만하자." 대학교 2학년 때 전국의 한의대생이 약사법에 저항하느라 수업을 거부하며 시위하다 전원 유급을 당했다. 수업도 듣지 못한 채 모두가 혼란스러운 시기였는데, 내게는 개인적인 시련까지 겹쳤다. 남자친구가 갑자기 이별을 통보하고 연락을 끊은 것이다. 유별났던 내 성격을 잘 받아줬었기에 이별을 받아들이기 힘들었다. 어떻게든 관계를 되돌려보려 했지만 그의 마음은 돌아서 있었다.

'아, 정말 끝났구나' 하는 순간 세상 모든 것의 의미가 사라졌다. 나를 이해하는 사람은 어디에도 존재하지 않는다는 생각이 세상은 나를 이해하지 못한다는 처절한 절망에 이르면서 모든 의욕이 사라졌다. '사라져야겠다.' 나를 이해하지 못하는 세상에서 힘겹게 살아가느니 죽는 게 낫겠다 싶었다. 학교도 가지 않은 채 부산, 경주 등 곳곳을 돌아다니며 일주일쯤 보냈을까. 여행의 마지막 날 늦은 밤, 유서를 남기고 학교로 향했다.

6층 건물 옥상에서 뛰어내리기 위해 창틀을 밟고 올라섰다. 그러나 몸을 던질 용기가 나지 않았다. 고민 끝에 도서관 건물 보일러실로 들어가 목을 맬 끈을 주워 두꺼운 배관 파이프에 걸었다. 하지만 이번에도 상자에 올라가 목을 맨 채 발을 뗄 수가 없었다. 스스로 생을 끝내는 게 쉽지 않았다. 눈물이 쏟아졌다. 진정하려 해도 멈추지 않았다. 결국 집으로 달려와 엄마를 붙잡고 밤새 펑펑 울었다.

부족한 용기 덕분에 죽음의 문턱에서 한 발짝 벗어났지만, 마음의 병은 한동안 회복되지 않았다. 무슨 일이든 마음만 먹으면 의욕을 불태웠건만 어떤 것에도 의지가 생기지 않았다. 힘을 내자고 벌떡 일어나 분주하게 움직이다가도 금세 허무함과 무기력에 빠져 이불 속으로 들어갔다. 희망이 넘칠 때는 단숨에 백두산도 오를 것 같았는데, 모든 의욕이 사라지자 코앞 욕실에 세수하러 가는 길도 벅찼다. 그나마 하루를 버티게 해준 건 입에 달고 살던 초콜릿이었다. 그때는 초콜릿의 당과 카페인이 우울함을 해소하고 에너지를 주는 줄 알았다. 초콜릿이 나의 우울증을 악화시키는 장본인이었음을 알게 된 것은 한참 뒤의 일이었다.

별과 우주, 잊고 지내던 꿈

　　시간은 상처를 치유해준다고 했던가. 대학교 1학년 때 언니와 다녀왔던 배낭여행을 통해 여행이 주는 에너지가 얼마나 큰지 알고 있었기에 간간이 여행을 다니면서 아픔을 조금씩 털어내던 나는 뉴질랜드행 비행기에 홀로 몸을 실었다. 대전 밖으로 나가는 것을 엄격히 제한하셨던 아버지에게 편지라는 우회적인 방법으로 나름의 반항을 하던 시기이기도 했다. 지금 생각해보면 멀리 떠나는 것이 금지되었던 어린 시절 덕에 더 먼 곳, 더 큰 세상을 동경하는 마음이 싹튼 게 아닐까 싶다. 기회만 되면 다른 세상을 향해 날아갔으니 말이다.

　아는 사람도 없고 모국어도 들리지 않는 타국 도시 오클랜드의 탁 트인 전경과 새파란 하늘 아래 서 있자니 알 수 없는 후련함이 느껴졌다. 살아 있는 느낌이었다. 이런 상태라면 뭐든 새롭게 시작할 수 있을 것 같았다. 숙소는 작은 유스호스텔이었는데, 그곳의 다른 배낭여행자로부터 우프WWOOF라는 프로그램에 대해 듣게 됐다. 우프는 농장에서 반나절 정도를 일하고 숙식을 제공받는 프로그램이었다. IMF 직후 외환위기를 겪던

때였기에 환율이 전보다 두 배 이상 비싼 데다 여행 예산도 빠듯했던 터라 곧바로 우프에 가입해 연계된 농장의 연락처를 받았다.

도착한 곳은 오클랜드 시내의 작은 집이었다. 그곳에서는 주로 청소와 설거지를 했다. 살아 있음을 느꼈던 것도 잠시, 허드렛일을 하는 일상 속 초라한 존재로 곤두박질쳤다. 여느 날과 마찬가지로 청소를 하고 잠들 시간이었다. 집 밖의 신선한 공기를 마시며 생각에 젖어 있는데 끝도 없이 펼쳐진 밤하늘이 문득 눈에 들어왔다. '그래, 우주에는 저렇게 많은 별이 있었지!' 가슴 한 구석이 짜릿했다. 눈앞에 놓인 자잘한 고민에 허덕이다 보니 그토록 좋아했던 밤하늘의 수많은 별을 잊었던 것이다.

다음날, 청소를 마치자마자 오클랜드 천문대로 향했다. 잊고 지냈던 가족을 만나러 가는 듯 묘한 흥분과 기대가 뒤섞였다. 오랜만에 마주한 망원경 너머 남반구의 밤하늘은 내가 봤던 것들과는 다른 감동을 선사했다. 낯선 나라, 낯선 도시의 생경함을 덧입은 한낮의 풍경과는 다른 차원의 세계였다. 손만 뻗으면 닿을 것 같은 무수한 별은 그 속으로 빠져들고 싶은 충동마저 일으켰다. 남반구의 하늘도 이런데 우주에 나가면 얼마나 황홀할까?

오클랜드 천문대에는 나이 지긋한 해설사가 계셨다. 머리는 희끗하고 풍채가 있으면서 배가 꽤 나와 산타클로스 같았다. 그분은 나의 질문에 귀찮은 기색 없이 자세하게 답해주셨는데, 그 친절함이 고마우면서도 한편으로는 '아시아에서 온 가난한 학생이라 불쌍해 보였나' 하는 생각이 들기도 했다. 한국으로 돌아오기 전, 다시 천문대를 찾았지만 친절했던 해설사는 보이지 않았다. 알고 보니 그분은 천문대에 그날 하루 자원봉사를 하러 왔던 것이었다. 인사를 하지 못해 아쉬웠지만, 고마운 마음은 전해야겠다는 생각에 한국에서 가져갔던 기념품 찻숟가락 한 쌍을 선물로 남기고 천문대를 나섰다.

비로소 나를 받아들이다

한국에 돌아온 뒤에도 천문대에서 만난 해설사가 머릿속에서 떠나지 않았다. 짧은 만남이었지만 분명한 교감이 있었기에 기억에 묻고 싶지 않았다. 그러던 어느 날 그분에게서 메일이 왔다. 귀국하기 전 천문대에 남기고 온 선물에 메시지와 이메일 주소를 남겼는데, 이를 보고 이메일을 보내 온 것이다. 오래전 타임캡슐에 넣어둔 소중한 추억이 눈앞에 나타난 것 같았다. 그분 역시 오클랜드 천문대에서 나와 만났던 밤을 생생히 기억했고, 그때 내 주변에서 아름답게 빛나던 오라aura를 잊을 수 없다고 했다. 오라에 대해 아는 바는 없었지만, 누군가에게 특별한 존재로 각인되었다는 사실만으로 기분이 좋았다.

　이후 우리는 매일같이 이메일을 주고받으며 많은 이야기를 나누었다. 당시 50대 즈음이었던 그분은 기계공학 분야 엔지니어로 우주와 물리에 대한 지식이 많았을 뿐만 아니라 세상이 작동하는 원리에 대해 자세히 알고 계셨다. 언제나 나에게 필요할 만한 지식을 가르쳐주려 노력하셨고, 궁금한 것을 질문하면 친절하고 자세하게 설명해주셨다. 쿼크quarks에 대해 설명해주실 때는 그림을 그려 넣은 장문의 편지를 보내주시기도 했고, 『Heal your body』라는 '생각이 병을 만든다'는 독특한 개념이 담긴 책도 보내주셨다. (이 책은 내가 환자를 이해하는 폭을 넓히는 데 많은 도움이 되었다.) 한번은 색이 너무 예뻐서 구입했다며 푸른색 시계판으로 된 작은 손목시계를 보내주시기도 했다.

　그는 친구 이상이었고 영혼으로 연결된 아빠 같은 존재였다. 그에게 '산타클로스 대디'라는 별명을 붙인 것은 그의 푸근한 풍채뿐 아니라, 늘 소중하고 귀한 가치를 선물해주는 아빠 같은 모습 때문이었다. "네가 원하는 것은 무엇이든 할 수 있고, 무엇이든 될 수 있어. 그게 우주의 법칙이야." 그 시절 한의학을 우주의학에 적용해 미항공우주국NASA에서 일하고 싶다는 꿈이 있었지만, 한편으로는 '그게 가능할까' 하는 의구심도 있었다. 그런데 그는 나의 꿈을 적극적으로 지지했을 뿐 아니라, 마음 한구석에서 스스로를 믿지 못하는 나 자신을 일깨워주기까지 했다. 산타클로스 대디와 대화를 나누면서 나와 세상에 대한 긍정의 힘을 키울 수 있었다. 그는 내 생각이 사회에서 어떻게 받아들여질지, 내 생각이 현실적으로 왜 실현 불가능한지 따지는 법이 없었다. 오히려 내 안에 얼마나 많은 것이 잠재되어 있는지, 그것들이 얼마나 소중한지 잊지 말라고 당부했다. 그 말에 담긴 격려에 마음을 열었고 용기를 얻었다. 그리고 내 모든 것을 있는 그대로 받아들이기 시작했다. 나의 꿈, 나의 삶, 이별의 아픔까지……. 그렇게 모든 것을 수용하고 나니 마음의 평안을 얻을 수 있었다.

괴로움 속에서 희망을 보다

어느 순간 나의 관심은 '마음'을 향했다. 내가 아파 보니 사람의 병이 몸에만 있는 게 아니라는 것을 절실하게 느꼈다. 한편으로 산타클로스 대디와의 대화를 통해 자연스러운 마음의 치유를 경험하면서 '진정한 치료란 무엇일까' 하는 궁금증도 생겼다.

몸에 상처가 나면 제일 먼저 염증 반응이 일어난다. 염증이 생기면 그 부위로 혈액이 모여들어 백혈구와 혈소판이 열심히 외부 세균을 막고 '딱지'를 만든다. 상처를 메우고 새살을 만든다.

마음이 아플 때도 알아서 이를 치료하고 상처가 번지지 않도록 도와주는 물질이 분비되어 단시간에 회복된다면 좋겠지만, 아쉽게도 그런 작용에는 상당한 시간이 필요하다. 사람에 따라 마음의 상처를 극복하는 힘이 다르겠지만, 어린 시절의 나처럼 대부분은 마음의 상처를 스스로 치유하고 회복하는 방법을 잘 모른다. 물론 몸의 상처가 잘 아물려면 염증 반응을 거쳐야 하듯, 마음의 상처 역시 괴로움의 시간을 일정 기간 견뎌야 한다. 중요한 것은 그 시간 동안 새살이 잘 돋을 수 있도록 내면을 더 단단하게 만드는 과정이 필요하다는 것이다.

나는 마음의 상처를 치유하면서 미처 몰랐던 나를 마주했다. 이후 있는 그대로의 나, 진정한 나로 살게 되었고, 의사로서 몸의 상처뿐 아니라 마음의 상처로 인한 질병을 함께 치료해야겠다고 다짐했다. 한의사로서 심리치료 기법을 공부하고 한방신경정신과 박사 학위를 받게 된 것은 내가 겪은 마음의 상처 덕분이었다.

———

몸의 상처가 잘 아물려면 염증 반응을 거쳐야 하듯, 마음의 상처 역시 괴로움의 시간을 일정 기간 견뎌야 낫는다. 중요한 것은 그 시간에 새살이 잘 돋을 수 있도록 내면을 더 단단하게 만드는 과정이 필요하다는 것이다.

2장

가짜 스트레스와
진짜 스트레스

우리를 병들게 하는 범인은 스트레스가 아니다

사람들은 스트레스를 받아서 자신의 건강이 나빠졌다고 믿는다. 의료 정보를 전달하는 많은 매체에서도 스트레스를 질병의 주된 원인으로 지목한다. 하지만 이 말은 틀렸다. '스트레스stress'라는 용어가 어떻게 탄생했는지부터 살펴보자. 스트레스는 공학 용어로 외부에서 어떠한 물체에 가해지는 물리적인 힘에 대해 내부에서 대응하는 힘, 즉 응력을 일컫는다. 그런데 미국의 생리학자 월터 캐넌은 체내 환경을 정상 수준으로 유지하려는 항상성을 깨는 외부 요소를 '스트레스'라고 지칭했다. 현재 우리가 일반적으로 알고 있는 스트레스의 의미를 최초로 정의한 것이다. 그는 스트레스를 받을 때 내분비 호르몬의 일종인 카테콜아민catecholamine이 반응하면서 내분비계 기관인 부신에서 아드레날린adrenalin이 분비된다는 것을 알아냈다. 나아가 스트레스를 받으면 '맞서 싸울 것인가, 그것으로부터 도망갈 것인가' 하는 생리적 반응이 나타나는데, 이를 '투쟁-도피 반응'이라고 정의했다. 이러한 스트레스의 실체가 입증된 것은 헝가리 출신 캐나다 생리학자 한스 셀리에의 실험을 통해서였다.

사실 한스 셀리에의 관심사는 스트레스가 아니었다. 그는 같은 대학 소속의 생화학자가 난소추출물을 분리해낸 것을 보고 그 물질이 신체에 어떤 작용을 하는지 궁금해했다. 동료 생화학자로부터 분리해낸 난소추출물을 얻은 셀리에는 이를 쥐에게 주사한 뒤 쥐의 몸에서 발생하는 변화를 관찰하기로 했다. 그런데 이 실험에는 치명적인 결함이 있었다. 살아 있는 작은 쥐에게 난소추출물 용액을 주사하는 실험을 하기에는 셀리에의 손재주가 형편없었던 것이다. 그는 케이지cage 안에 있는 쥐를 잡았다가도 쥐가 심하게 발버둥 치는 바람에 놓치기 일쑤였고, 겨우 주사를 찔렀다 해도 쥐의 몸부림에 바늘을 제대로 꽂지 못해 다시 찌르기를 반복했다. 어떤 때는 쥐를 바닥에 떨어뜨려 쥐가 실험실 곳곳을 도망 다녔고, 선반 구석으로 숨은 쥐를 꺼내기 위해 본의 아니게 여러 도구를 휘두르거나 쥐의 몸을 밀거나 치고는 했다.

우여곡절 끝에 수개월에 걸친 실험은 마무리되었다. 셀리에는 난소추출물을 투여받은 쥐를 해부했고, 위에 발생한 궤양과 비대해진 부신, 위축된 면역 조직 등 예상했던 만큼의 유의미한 신체 변화를 관찰할 수 있었다. 그는 이러한 쥐의 변화가 난소추출물에 의한 것임을 입증하기 위해 본격적인 대조군 실험을 진행했다. 우선 쥐를 두 집단으로 나누어 한쪽에는 난소추출물을 다른 한쪽에는 생리식염수를 주사했다. 역시 수개월 동안 실험이 진행됐다. 생리식염수를 주사한 쥐 집단에서 아무 변화가 없다면 난소추출물이 신체에 미치는 영향이 무엇인지 증명할 수 있을 터였다. 그런데 실험의 결과는 뜻밖이었다. 생리식염수를 주사한 쥐 집단에서도 난소추출물을 주사한 쥐 집단과 마찬가지로 위궤양, 부신 비대, 면역 조직의 위축이 나타났던 것이다.

'대체 무슨 일이 벌어진 거지?' 셀리에는 당황했다. 난소추출물로 인해 신체에 변화가 생겼으리라는 확신으로 실험을 진행했는데, 쥐들에게서 나타난 신체 변화가 난소추출물과는 상관이 없었기 때문이다. 그때 셀리에의 뇌리를 스치는 생각이 있었다. 난소추출물 주사를 맞은 집단이나 생리식염수 주사를 맞은 집단 모두 반복해서 주삿바늘에 찔리고 실험실 이곳저곳을 도망 다니는 경험을 했다는 공통점이 있었다. 그는 생존의 위협이 쥐들의 체내에 변화를 일으켰을지 모른다고 생각했고, 이 새로운 가설을 입증하기 위해 다시 실험을 했다. 이번에는 극도로 추운 장소나 지나치게 뜨거운 장소에 몇 마리를 두거나 힘든 동작을 반복하게 했다. 심지어 일부는 배를 가르는 등의 신체적 고통을 가한 뒤 봉합하기도 했다. 실험 후 해부한 쥐들 모두에게서 위궤양과 부신 비대가 나타났다. 이로써 셀리에의 가설이 입증됐고 스트레스의 실체가 널리 알려지게 되었다. 한스 셀리에는 영국의 과학 학술지 〈네이처〉에 발표한 「다양한 유해 자극으로 생긴 증후군」이라는 자신의 논문에서 '손상을 입히는 자극의 유형과 무관하게 전형적인 증상이 나타난다'라며, 이를 '일반적응증후군General Adaptation Syndrome, GAS'이라 했고 얼마 뒤 이 증상을 '스트레스 반응'이라고 명명했다. •

이처럼 최초의 스트레스는 생존에 위협을 느끼는 정도의 압박감을 의미했다. 오늘날 우리가 이야기하는 직장 상사의 지적이나 타인에게 무시당한 일 등은 한스 셀리에가 쥐들에게 가한 스트레스와는 거리가 멀다. 그럼에도 현대인들은 살면서 느끼는 모든 긴장과 불편함에 '스트레스'라는 말을 붙인다. 부모의 잔소리도 배우자의 무관심도 직장에서의 업무 부담도 자신을 병들게 하는 스트레스로 단정 짓는다. 훗날 한스 셀리에가 자신이 최초에 발표했던 스트레스는 그런 의미가 아니라고 해명했지만

• 「1936년 한스 셀리에 박사의 스트레스 현상 발견」, 강석기, 〈동아사이언스〉, 2015년 6월 21일 자.

크게 주목받지 못했다. 우리의 일상에는 이미 너무 많은 의미의 스트레스가 파생되었고, 그것이 우리를 병들게 한다는 생각에 사로잡히고 말았다.

현대인의 진짜 스트레스

그렇다면 진짜 스트레스란 무엇일까? 이를 정확히 이해하려면 우리의 생존을 위협하는 것이 무엇인지 알아야 한다. 결론부터 말하자면 그것은 수면 박탈과 호흡 이상이다. 누군가 주식 투자를 했다가 생계에 지장이 없을 만큼의 손해를 봤다고 가정해보자. 대부분은 돈을 잃은 사실을 진짜 스트레스라고 여길 것이다. 그러나 돈을 잃었다는 사실은 건강을 해치는 진짜 스트레스가 아니다. 돈을 잃은 현실에 분개해 과음이나 흡연을 하거나, 기분 나쁜 생각으로부터 도피하기 위해 새벽까지 스마트폰에 빠져 수면과 호흡을 망가뜨리는 것이 건강에 악영향을 미치는 진짜 스트레스다.

이런 상황에서 마시는 술은 스트레스 해소에 도움이 될까? 알코올은 뇌에 나쁜 영향을 줄 뿐 아니라, 코점막을 붓게 해 코호흡을 어렵게 하고 코를 더욱 심하게 골게 만든다. 코를 곤다는 것은 코호흡이 원활하지 않은 상황에서 생존을 위해 입으로라도 숨을 더 열심히 쉬려는 생리적인 반응이다. 코골이는 입으로 숨을 더 많이 쉬는 것이므로 코호흡의 효율이 떨어져 뇌에 좋지 않은 영향을 준다. 코골이가 오래되면 상황이 더욱 악화되고 궁극에는 수면무호흡에 이르게 된다. 수면무호흡이 일어날 때마다 뇌는 위급 상황에 빠지고, 스스로는 잠을 잘 잔다고 생각하지만 수면의 질은 형편없어진다.

진짜 스트레스로는 비만도 빼놓을 수 없다. 몸에 살이 찌면 코와 부비동 점막에도 살이 쪄 호흡이 나빠진다. 호흡이 나빠지면 수면의 질도 나빠지고 호르몬 생성에도 악영향을 미친다. 이로 인해 비만에서 벗어나기 어려운 상태가 되고, 어떤 질병에 걸리든 회복력도 현저하게 떨어진다. 똑같은 증상으로 진료실을 찾은 두 명의 환자가 있다고 가정해보자. 한 명은 표준체중이고 다른 한 명은 비만일 경우, 똑같은 치료를 했을 때 치료 기간은 세 배 이상 차이가 난다. 제아무리 오래된 질환이나 심각한 질환이라 하더라도 치료 초반에 효과가 나타나지 않으면, 환자는 한두 달 안에 치료를 포기하기 때문에 현실적으로 정확하게 산정하기는 어렵지만, 통상 그렇다는 얘기다. 30년 동안 어지럼증을 앓던 60대 환자는 두 달 만에 치료가 매우 잘 되었지만, 4년 동안 어지럼증을 앓던 50대 환자는 두 달이 다 되도록 이렇다 할 호전이 나타나지 않았다. 50대 환자는 결혼 후 시어머님을 모시는 등

스트레스를 많이 받아 몸이 나빠졌다고 생각했지만, 사실은 비만이 그녀의 몸을 나빠지게 한 것이다.

현대인들이 자주 호소하는 스트레스를 살펴보자. 학생은 시험을 앞두고 공부해야 한다는 스트레스를 받는다. 자신과 비슷한 성적으로 경쟁하는 친구가 있다면 압박감은 더욱 심하다. 사회에 나가면 돈을 벌기 위해, 자존감을 충족시키기 위해 직장에서 능력을 인정받아야 한다는 스트레스를 받는다. 자신과 맞지 않는 직장 동료나 상사에게 속마음을 감춘 채 관계를 유지해야 하는 스트레스는 때때로 감당하기 어렵다. 회사 생활에서만의 문제는 아니다. 우리는 종종 세계적인 축구선수의 천문학적인 연봉이나 이적에 관한 뉴스를 보며 저렇게 어린 나이에 엄청난 돈을 벌다니 참 좋겠다고 생각하지만, 그런 선수일수록 아주 어린 나이부터 또래와의 경쟁과 경기 성적에 대한 스트레스를 감내하며 혹독한 훈련을 반복해야 한다. 언제 어디서 누구에게든 삶의 과정에는 소위 말하는 스트레스가 존재하기 마련이라는 의미다. 그렇다면 이렇게 우리를 힘들게 하고 때로는 건강까지 해치는 스트레스를 없앤다면 어떻게 될까?

학생은 스트레스가 없으니 공부할 필요도 경쟁자를 의식할 필요도 없다. 직장인은 굳이 열심히 일하지 않을 것이고, 직장에 다니지 않을 수도 있다. 많은 스트레스의 근원인 대인 관계는 맺을 필요도 없고, 대인 관계를 맺지 않으니 자신을 돌아볼 동기도 없다. 운동선수 역시 구태여 힘든 훈련을 견딜 필요가 없다. 경기에서 이기든 지든, 자신의 실력이 늘든 말든, 어떠한 스트레스도 느끼지 않기 때문에 마음 내킬 때 즐길 수 있는 정도로만 운동하면 된다.

이렇듯 인류가 만병의 근원인 스트레스에서 벗어난 모습을 상상해보라. 모두가 즐겁고 행복한 유토피아가 그려지는가? '그렇다'고 대답했다면 당신은 지금 위험한 생각을 하는 것이다. 스트레스가 없다면 애써 움직이지 않을 것이고 대인 관계는 심각하게 위축될 것이며, 인류는 어떠한 성취나 발전도 이룰 수 없다. 아픈 사람은 더 많아질 것이고, 사회에서 발생하는 어떤 문제도 해결되지 않을 것이다. 무엇보다 중요한 문제는 스트레스가 없는 세상에서는 인간이 행복할 수 없을 뿐만 아니라 인간답게 살아갈 수 없다는 사실이다.

가짜 스트레스가 주는 행복

게임을 해본 적이 있는가? '스타크래프트'나 '리그 오브 레전드', 간단한 휴대폰 게임이라도 좋다. 어린 시절 친구들과 하던 '부루마블'도 괜찮다. 시간 가는 줄 모르고 빠져들던 게임을 떠올려보라. 어떤가? 눈을 감고 해도 알아서 다음 단계로 넘어갈 만큼 쉬웠는가? 장애물이 없다시피 해서 점수가 저절로 쌓이고 첫판을 시작하자마자 마지막 판까지 한 번에 깼는가? 그런 경험은 없을 것이다. 장애물이 없는 게임이 출시될 리도 없지만, 그런 게임이 있다 하더라도 당신은 5분도 안 돼 그 게임을 그만뒀을 테니까⋯⋯.

우리는 늘 모든 일이 수월하게 이루어지기를 바라지만, 작은 게임에서조차 방해 요소가 없다면 재미를 느끼지 못한다. 처음에는 장애물로 인해 스트레스를 받더라도 마침내 그것을 넘어서는 순간, 실력이 향상되는 것은 물론이고 그 어떤 쾌감보다 막강한 성취감을 맛보게 된다.

'인생'이라는 게임도 마찬가지다. 평생 어떤 목표도 과제도 없이 먹고 자고 놀기만 하는 삶이라면 몇 달 정도는 즐겁겠지만, 결국 지루해 못 견딜지 모른다. 아무리 잠이 많은 사람도 24시간 누워서 잠만 잘 수는 없다. 우리에게 스트레스가 없다면 예측하고 계획하고 행동하고 교류하고 자제하는 인간만의 뇌의 작용이 중지된다. 그 경우 뇌 기능은 심각하게 위축되고, 더 이상 인간이라 보기 힘든 동물로 전락하게 될 것이다.

따라서 일상에서 발생하는 스트레스를 몸을 병들게 하는 원흉으로 치부하지 말자. 스트레스 때문에 잠 못 이루고 살이 찌고 몸이 아프고 우울증이 생기고 급기야 암에 걸릴 것이라 겁먹지 말자. 스트레스는 오히려 문제를 풀어가도록 동기를 부여하고 나를 성장하게 하며 성취감을 선물할 것이다.

게임을 예로 들었던 것처럼 처음 장애물을 만나면 전진이 어렵다. 몇 번을 깨지고 실패하다 보면 짜증도 솟구친다. 반복해서 도전해도 장애물이 극복되지 않는다면 그 게임을 포기할 수도 있다. 하지만 어떻게 하면 저 장애물을 넘을 수 있을까를 고민하고 훈련을 반복하면 우리 뇌는 평소와 다른 방식으로 문제에 접근한다. 습관적으로 A라는 길로만 다니다가 난생처음 B, C, D 등의 길로 가보는 것이다. 그렇게 장애물을 극복하면 목표 달성과 실력 향상이라는 열매를 얻게 된다. 다음에 비슷한 문제가 발생할 때는 처음부터 A, B, C, D 등 다양한 방법을 시도함으로써 문제 해결에 소요되는 에너지와 시간도 대폭 줄일 수 있다. 이러한 경험이 쌓일수록 문제 해결 능력이 향상되는 것은 당연하다. 일상에서 발생하는 장애물, 즉 스트레스를 잘 풀어나가는 것은 자기 역량을 키우는 핵심 훈련이 되는 셈이다.

가짜 스트레스의 또 다른 이점은 사람과 사람을 더욱 긴밀하게 연결하는 기능을 한다는 것이다. 어떤 문제에 봉착하거나 부정적 감정에 휩싸였을 때 누군가에게 도움을 구하는 과정에서 상대에게 친밀감을 느끼고 더욱 가까워지는 것이 그 예이다. 다시 말해 가짜 스트레스로 인해 가족이나 친구, 동료 들에게 손을 내밀면서 친밀함, 우정, 소속감 등이 향상되고 사회적 관계가 증진된다. 이렇듯 가짜 스트레스는 우리를 질병과 고통으로만 몰아가지 않는다. 오히려 그것을 통해 성장하고 더 잘 살아가게 한다.

코르티솔, 스트레스를 이겨내는 호르몬

우리 몸에는 두 개의 신장이 있고, 각각의 신장에는 '부신'이라는 기관이 붙어 있다. 신장은 비뇨기계 기관으로 혈액을 여과해 소변을 만드는 기능을 하고, 부신은 호르몬 생성 기관으로 아드레날린이나 코르티솔cortisol과 같은 호르몬을 분비한다. 과거 해부학이 발달하기 전 한의학에서는 부신이라는 구조는 밝혀내지 못한 채 '명문命門'이라는 개념을 만들어 좌측에 있는 신장은 비뇨기계 기관의 신장 기능을 담당하고, 우측에 있는 신장은 부신 기능을 담당한다고 설명했다.

스트레스를 받으면 뇌의 시상하부는 부신을 통해 코르티솔을 분비하게 한다. 코르티솔은 순간적으로 신경계를 자극해 외부에서 발생한 문제를 해결할 수 있도록 우리를 각성시키고 에너지를 만든다. 스트레스 상황에서 적당량의 코르티솔은 변화에 대응하고 위기를 극복하기 위한 연료와도 같아 '스트레스 호르몬'이라는 별명을 갖고 있으며, 몸에서 코르티솔이 충분히 나오지 않는다면 스트레스를 이겨내지 못하게 된다. 많은 매체에서 코르티솔이 적게 분비되는 것이 건강에 유익하다고 말해 자칫 코르티솔이 건강에 유해한 것으로 여겨지기도 하는데, 이는 매우 위험한 판단이다. 코르티솔은 없어서는 안 되는, 기본 중의 기본인 호르몬이다.

반면 코르티솔이 많이 분비되면 면역 기능은 크게 저하된다. 염증 반응을 저지하기 위해 사용하는 '스테로이드 요법'은 고농도의 코르티솔을 인체에 투여하는 것이다. 그러나 스테로이드를 반복해서 사용하면 결과적으로 면역 기능이 위축되어 염증이 더 잘 유발되는 상태가 될 수 있다.

코르티솔 분비량은 시간에 따라 그 양이 달라지는데, 아침에 잠자리에서 일어날 무렵 가장 많이 분비되고, 점차 줄어들다가 밤에 가장 적게 분비된다. 잠을 자는 동안에는 코르티솔이 거의 분비되지 않는다. 코르티솔은 인체를 각성시키는 호르몬으로 밤에 코르티솔이 많이 분비되면 잠들지 못하게 된다.

초콜릿을 먹거나 커피와 같은 카페인 음료를 마셨을 때 피로가 달아나고 정신이 개운해지는 것은 카페인이 코르티솔을 많이 분비하도록 자극하기 때문이다. 물론 어쩌다 한 번쯤 카페인의 힘을 빌려 피로를 쫓고 정신이 맑아지는 덕을 볼 수는 있다. 그러나 매일 반복해서 카페인을 섭취하면 계속해서 코르티솔 분비를 자극하면서 부신피질이 피로해지고, 밤에는 수면의 질이 나빠져 다른 여러 호르몬의 생성 작용이 저하된다. 결국 수면의 질이 나빠지면서 아침이면 다시 피로를 느껴 커피를 찾는 만성피로의 악순환에 빠지고, 부신피질이 더욱 피로해지면서 코르티솔을 제대로 분비하지 못하는 상태가 되는데 이것이 바로 '공황장애'다.

공황장애, 외상후 스트레스 장애

요즘 텔레비전이나 인터넷, 주변에서 공황장애가 있는 이들을 심심치 않게 만날 수 있다. 공황장애 증상은 매우 다양하다. 일상적인 회의에서 발표를 하는데 숨을 제대로 쉬기 힘든 것에서부터 엘리베이터를 타는데 불안감이 엄습하거나, 자다가 중간에 깼는데 이유 없이 불안하고 심장이 두근거리고 팔다리의 기운이 쭉 빠지며 식은땀이 난다거나, 아침을 맞이하는 게 너무 힘들고, 배가 너무 더부룩해서 식사를 못 하기도 하고, 평범한 일상을 영위하는 것이 힘거울 뿐 아니라, 아무도 없으면 죽을 것만 같은 공포에 사로잡히는 것까지……. 이 모든 증상의 핵심은 사소한 일상에도 대처하지 못하고 극심한 불안감에 휩싸이는 데 있다. 일상의 순간순간이 대처하기 버거운 스트레스가 되는 것이다.

양의학에서는 공황장애의 원인이 정확하게 밝혀지지 않았지만, 정신과 환자를 전문적으로 치료해온 한의사 입장에서 보자면, 공황장애의 원인은 한마디로 장기간 이어진 수면의 질 저하다. 반복적인 카페인 섭취에서부터 수면무호흡에 의한 수면 방해에 이르기까지 다양한 이유로 수면의 질은 나빠진다. 건강한 수면을 하는 동안에는 호르몬 생성 작용이 원활히 이루어지는데 반해, 질이 낮은 수면을 하는 동안에는 호르몬 생성 작용이 현저하게 저하된다. 질이 낮은 수면을 반복하다 보면 어느 날 스트레스를 이겨내는 호르몬 생성에 관여하는 시상하부와 부신의 균형이 깨지고 이렇게 공황장애가 발생한다.

대부분의 공황장애 환자에게서는 코르티솔의 상당한 저하가 나타나는데, 일부 환자에게서는 특이하게 코르티솔의 지나친 상승이 나타나기도 한다. 그런 환자는 부신에게 명령을 전달하는 상위 기관인 시상하부마저 제 기능을 못 한다고 볼 수 있는데 코르티솔이 저하된 환자보다 치료가 훨씬 어렵다. 공황장애를 제대로 이해하지 못하는 사람들은 공황장애가 오게 된 진짜 원인을 모른 채 자신의 의지력이나 성격 혹은 성장 과정에 문제가 있는 게 아닌지 자책하며 의기소침해한다. 그러나 공황장애는 그런 종류의 질환이 아니다. 앞서 말했듯 스트레스에 대응하는 호르몬, 즉 코르티솔 생성이 제대로 되지 않기 때문에 발생하는 질환이다.

부신피질에 생긴 종양을 제거하는 수술을 하고 난 뒤 느닷없이 공황장애가 온 환자가 있었다. 부신은 좌우에 하나씩 두 개가 있기에 한 개의 부신을 제거하더라도 나머지 한 개의 부신으로 대부분은 잘 살아간다. 그러나 이 환자는 하나의 부신을 떼어낸 후 나머지 하나가 호르몬 생성 작용을 제대로 하지 못해 공황장애까지 겪게 된 것이다.

외상후 스트레스 장애는 큰 시련이나 충격적 사건을 겪은 이후에 그 사건이 계속 떠오르고 부정적인 기분과 고통으로 사회생활에 지장을 초래하는 질환이다. 공황장애와 마찬가지로 스트레스에 대응하는 코르티솔 저하와 밀접하게 연관되어 있다. 여러 사람이 동일한 사고를 경험하였다 하더라도, 그중 일부는 빠른 시일에 정서적으로 회복하고 일상생활을 문제없이 영위한다. 하지만 외상후 스트레스 장애에서 헤어나지 못하고 고통스러운 나날을 보내는 사람들도 있다. 둘은 어떤 차이가 있는 걸까?

사고를 겪은 직후 코르티솔 수치를 검사한 연구가 있었다. 연구 결과 코르티솔 수치가 높았던 사람은 잘 회복되었고, 코르티솔 수치가 낮았던 사람은 외상후 스트레스 장애로 힘들어했다. 충격적 사건이나 시련이 문제가 아니라, 내 몸이 호르몬을 잘 만들어내느냐 아니냐가 정신 건강을 크게 좌우하는 것이다.

———

　스트레스를 받으면 뇌의 시상하부는 부신을 통해 코르티솔이라는 호르몬을 분비하게 한다. 적당량의 코르티솔은 변화에 대응하고 위기를 극복하기 위한 연료와도 같아 '스트레스 호르몬'이라고도 불리는데, 몸에서 코르티솔이 충분히 나오지 않으면 스트레스를 이겨내지 못하게 된다.

3장

감정자유기법으로
숨은 욕구 알아차리기

문제는 에너지 불균형

여섯 살 때 개에게 물렸다. 피가 철철 날 정도로 상처가 깊었다. 이런 경우 보통은 개를 무서워하는 아이가 되기 쉽다. 하지만 나는 그때도 지금도 개를 무서워하지 않는다. 반면 환자 A는 김밥을 먹고 체한 뒤부터 김밥을 쳐다보지도 못한다. 심지어 누군가 김밥을 먹자는 말만 해도 속이 미식거리는, 일종의 트라우마가 생긴 것이다.

개에게 물려 피를 쏟고도 개를 좋아하는 나와 배탈이 났다는 이유로 다시는 김밥을 먹지 못하는 환자 A 사이에는 어떤 차이가 있을까? 미술심리치료, 알렉산더테크닉Alexander Technique, 신경언어프로그래밍Neuro Linguistic Programming, NLP, 감정자유기법

Emotional Freedom Technique, EFT, 최면치료……. 마음 치유를 위한 프로그램은 생각보다 많다. 그중 감정자유기법(이하 EFT)은 한의학의 경락 이론을 바탕으로 미국에서 만든 에너지장 심리요법이다. 우리 몸은 70퍼센트가 수분이고, 세포 안팎으로 끊임없이 전자가 움직인다. 계속해서 전기가 흐르는 셈이다. 당연히 주변에 전기장이 발생하는데, 이는 한의학에서 말하는 '기' 혹은 '경락'과 상통하는 부분이기도 하다.

EFT는 이러한 경락 에너지(전기장 혹은 에너지)의 균형 상태에 초점을 맞춘 치료법이다. 경락 에너지가 불균형 상태일 때는 부정적인 감정에 휩싸이지만, 에너지가 균형을 찾으면 부정적인 감정도 쉽게 사라진다는 원리다. 어떤 사건을 통해 트라우마가 형성되는 것은 그 사건에 원인이 있다기보다, 사건을 경험할 당시 그 사람의 에너지에 원인이 있다. 개에게 물리든 고양이에게 물리든 나의 에너지 흐름이 원활했다면 그에 대한 부정적인 감정은 스스로 사라진다. 반대로 환자 A는 배탈을 경험한 순간 에너지 흐름이 불균형했기 때문에 김밥에 대한 부정적 감정을 흘려보내지 못했다. 이런 상황에서 '나는 김밥만 보면 여전히 속이 미식거리지만, 그래도 나는 나 자신을 있는 그대로 받아들인다'라는 수용 확언과 함께 쇄골 아래를 자극하는 EFT를 하는 것은, 부정적인 감정을 수용하고 에너지 흐름의 균형을 회복시킴으로써 김밥을 먹고 배탈이 난 경험에 대한 트라우마로부터 자유로워지는 기회를 제공한다.

부정적인 감정은 받아들이면 편안해진다

대부분은 부정적인 감정을 경험하면 그것이 빨리 없어지기를 바라거나 그 감정으로부터 도망치고 싶어 한다. 불편하기 때문이다. 하지만 부정적인 감정은 피하려고 하면 오히려 고착되어서 더 다양한 방식으로 내 삶을 잠식한다. 나의 부정적인 감정이 사라지기를 바란다면 정면으로 바라보고 오롯이 수용해야 한다. 수용은 포기나 체념과는 차원이 다른 태도로 그대로의 나를 인정하는 매우 능동적인 자기 치유 과정의 바탕이다.

관건은 무엇을 수용할지 정확하게 포착하는 데 있다. '나는 ○○하지만, 그래도 나는 나 자신을 있는 그대로 받아들인다'에서 ○○에 해당하는 문제를 무엇으로 할지가 중요하다. 너무 광범위하거나 추상적인 표현보다는 상황을 특정해야 한다. 예를 들어 '나는 우울하지만'보다는 '나는 남편이 내 생일을 잊어서 속상하지만'과 같이 내 감정과 그 원인을 구체화하는 것이다. 이렇게 EFT를 시행하면 '남편이 내 생일을 잊었다'는 외부 조건은 변함

없지만, 그로 인해 속상했던 마음은 한결 가벼워진다. 여기서 우리는 감정을 결정하는 것이 외부 사건이 아닌 그에 대한 나의 반응임을 알 수 있다.

감정의 배후에 존재하는 욕구

우리에게 방해가 되는 문제를 풀고자 할 때, 심지어 몸의 병을 치료할 때도 바탕에 깔린 감정을 이해하면 실마리를 생각보다 쉽게 풀 수 있다. 대학 시절 동아리에서 지리산으로 캠프를 갔는데 숙소 옆에 깊은 웅덩이가 있었다. 나와 동아리 친구들은 우뚝 선 바위에 올라가 웅덩이로 뛰어내리기 시작했다. 바위의 높이는 10미터에 가까웠고 아랫부분이 약간 튀어나와 매우 위험했지만, 철부지 시절이었던 터라 한 명씩 뛰어내리며 스릴을 즐겼다. 내 차례가 됐다. 나는 조금이라도 잘못 뛰어내리면 튀어나온 바위에 머리를 부딪힐 수 있겠다는 생각에 겁이 났다. 그러나 눈을 감고 뛰어내렸다. 무서웠지만 물러서고 싶지 않았다.

환자 B는 9살 딸아이를 둔 엄마다. 그녀는 몇 해 전 남편과 이혼했다. 그런데 딸아이에게는 이혼한 사실을 숨기고 있었다. 아이의 아빠는 직장이 서울이어서 주말이면 대전에 내려와 아이와 놀아주고는 했다. 이혼한 사실을 숨기고 계속 결혼 생활을 유지하는 것처럼 보여야 했기에 환자 B는 명절에 시댁에도 방문했다.

감정은 욕구로부터 발생한다. 자신이 원하는 방향으로 가고 싶다면 감정을 잘 알아차려야 한다. 욕구가 충족되면 긍정적 감정을, 충족되지 않으면 부정적 감정을 느낌으로써 내가 가치를 둔 욕구가 충족되었는지 알 수 있다. 욕구의 종류는 다양하다. 인정, 안정, 안전, 자유, 소통, 영향력, 자존감, 애도, 충만함, 자기계발, 공평성, 사랑, 소속감, 공감, 도전, 기여, 질서 등등……. 사람마다 혹은 상황에 따라 추구하는 바가 조금씩 다를 뿐 욕구는 모든 사람에게 중요하고 필요하다. 이 가운데 당신은 어떤 욕구를 더 추구하고 싶은가? 어떤 욕구가 가장 중요하다고 생각하는가?

잔뜩 겁이 나는 상황에서도 10미터 높이에서 뛰어내렸던 나의 경험은 내가 '도전'이라는 욕구를 중시하는 사람임을 일깨워주었다. 남들이 보기에는 쓸데없는 패기일 수 있지만, 물러서지 않고 도전하는 욕구가 중요했고 물러나는 대신 뛰어내리는 행위를 선택했다. 도전이라는 욕구를 충족시키기 위해 '뛰어내리고야 말겠어'라는 생각이 나를 바위에서 뛰어내리게 한 것이다. 그러나 도전이라는 욕구가 충족된 순간 다른 욕구는 충족되지 못하고 배제될 수밖에 없었다. 그때 도전이라는 욕구 외에 다양한 욕구가 있다는 걸 알아챘다면, 위험한 바위에서 뛰어내리는 결정을 하지 않았을 수도 있다. 하지만 그때는 알 수 없었다. 무서움을 느끼면서도 바위에서 뛰어내린 이유조차 몰랐으니 말이다.

딸에게 언제 이혼한 사실을 알릴 것인지 묻자 환자 B는 전남편과 상의해봐야 한다며 말꼬리를 흐렸다. 계속해서 이혼한 사실을 숨길 핑계를 찾는 듯했다. 환자 B에게 딸과의 관계에서 중요한 욕구가 무엇인지 찾아보게 했다. 고민하던 그녀는 '신뢰'와 '안정'을 선택하고는 눈물을 흘렸다. 길지 않았던 상담 치료 후 그녀는 딸아이에게 이혼한 사실을 고백했다. 그녀는 딸을 보호한다는 명목으로 이혼한 사실을 숨겼지만, 그 선택은 모녀를 신뢰와 안정이라는 욕구와는 거리가 먼, 오히려 반대 방향으로 이끌고 있었다. 상담 치료를 통해 이 사실을 깨달은 환자 B는 용기를 내어 고백함으로써, 딸과의 관계에서 신뢰와 안정을 얻기 위한 옳은 방향으로 나아가기 시작했다.

크고 작은 현명한 선택이 모여 인생을 윤택하게 만든다. 어린 시절 가장 중요한 교육은 자신의 감정을 제대로 마주할 수 있는 능력을 기르고, 자신에게 중요한 욕구를 알아차리는 학습일지 모른다. 그럼에도 이미 생의 절반 이상을 산 어른들조차 그 중요성을 모르는 것 같아 안타까울 때가 많다. 이 책의 독자만큼은 자신의 감정과 욕구에 관심을 갖고 삶의 방향을 잘 살피리라 기대한다.

실전 체험, 감정자유기법

환자 C는 40대 중반 여성으로 암이 유방에서 폐로 전이됐다. 그녀의 고민은 돈을 빨리 벌어야 한다는 것이었다. 남편에게 말하지 않은 대출, 어머니에게 빌려 쓴 돈 등 해결해야 할 빚뿐 아니라 집 장만과 딸아이 뒷바라지, 각종 생활비까지……. 환자 C는 돈 문제로 몸을 돌볼 수 없어 모든 것이 엉망이라고 했다. 그런데 그녀의 문제는 정말 돈이었을까?

지금 당신에게 문제가 되는 것을 종이에 적어보자. 단, 두리뭉실하거나 추상적으로 또는 광범위하게 표현하지 말고 세세하고 구체적으로 적어야 한다. 우선 손으로 글자를 쓰는 과정에서 생각보다 많은 문제가 해결된다. 그래도 해결되지 않는 문제는 쇄골 아래를 문지르며 "나는 ○○하지만, 그래도 나는 나 자신을 있는 그대로 받아들인다"라고 반복해서 말한 뒤, 눈썹 안쪽, 눈썹 바깥쪽, 눈 아래, 입술 위, 입술 아래, 쇄골, 갈비뼈를 두드리며 "○○하다"를 반복해서 말한다. 처음에는 큰 문제였던 것이 별일이 아닌 것처럼 가벼워지기도 하고, 반복적으로 말하는 과정에서 나의 진짜 고민이 보이기도 한다. 그러면 다시 그 고민을 ○○에 대입해 쇄골 아래를 자극하며 반복해서 말한다. 마음이 한결 가벼워질 것이다. 이것이 감정자유기법, EFT다.

환자 C는 EFT를 통해 여러 차례 자신의 문제를 풀어가는 과정에서 진짜 문제가 돈이 아닌 딸과의 관계에 있음을 발견했다. 오랜 기간 딸과의 소통이 잘 이루어지지 않는 상황에서 그 문제는 회피한 채 돈만 벌면 모든 것이 나아질 것이라 생각했던 것이다. 진짜 문제는 풀지 못하고 돈을 벌어야 한다는 강박이 더해지면서 그녀의 심적 고통은 더욱 커졌다. 치료 후 환자 C의 목표는 '돈을 벌어야 한다'에서 '딸과의 관계 개선'으로 바뀌었고, 중요한 욕구가 무엇인지 확실하게 알게 된 것만으로도 마음의 짐을 덜 수 있었다.

EFT는 떨쳐내고 싶은 감정을 느끼는 자신을 받아들이는 과정에서 고통스러운 감정으로부터 자유로워지게 하고, 그것을 바탕으로 자신에게 더 중요한 문제를 발견할 수 있게 도와준다. 나아가 스스로 해결책까지 찾아낼 수 있다. 다양한 심리치료 기법 중에서 유독 EFT를 많은 환자에게 적극적으로 활용하고 열심히 가르쳐주는 이유는 능동성 때문이다. 환자 스스로 자신의 문제를 찾아내고 해결까지 할 수 있다니, 이 얼마나 멋진 치료법인가!

EFT는 심리적인 접근뿐 아니라 인체 에너지장도 조율하기 때문에 그 효과가 탁월하다. 또한 감정 해소부터 공포증, 외상후 스트레스 장애, 내면의 상처, 신체적 통증, 중독에 이르기까지 폭넓게 적용할 수 있다. 단, 수용 확언을 할 때 문제가 되는 상황을 상세하고 구체적으로 짚어낼수록 그 효과가 빠르게 나타난다. 예를 들어 "회사에서 스트레스가 많다"보다는 "어제 과장님이 내가 작성한 보고서를 다시 쓰라고 해서 짜증이 난다"가 구체적이고 상세한 표현이다.

———

감정은 욕구로부터 발생한다. 자신이 원하는 방향으로 가고 싶다면 감정을 잘 알아차려야 한다. 욕구가 충족되면 긍정적 감정을, 충족되지 않으면 부정적 감정을 느낌으로써 내가 가치를 둔 욕구가 충족되었는지 알 수 있다.

EFT 따라 하기

1. 문제 찾기

① 지금 나를 힘들게 하는 문제를 가능한 한 구체적으로 세세하게 떠올린다. 그 문제에 처한 나는 어떠한 감정을 느끼는지 살펴본다.

② 감정을 찾는 것이 익숙지 않아 힘들다면 107쪽의 감정 차트를 참고해도 좋다. 감정의 강도가 어느 정도인지 0~10까지 점수를 매긴다.

예) 직원회의에서 과장님이 보고서를 다시 작성하라고 해서 짜증이 난다.

0	1	2	3	4	5	6	7	8	9
						●			

2. 수용 확언하기

쇄골 아랫부분을 손가락으로 힘주어 문지르면서, 또는 반대 손날을 손가락으로 두드리면서 수용 확언을 5~20번 반복한다.

예) "과장님이 보고서를 다시 작성하라고 해서 짜증이 나지만, 그래도 나는 나 자신을 있는 그대로 받아들인다."

3. 특정 지점(경락) 자극하기

눈썹 안쪽, 눈썹 바깥쪽, 눈 아래, 입술 위, 입술 아래, 쇄골, 갈비뼈 등 특정 지점(경락)을 차례로 두드리면서 내가 집중하고 있는 감정을 반복해서 말한다.

4. 뇌 조율하기

① 검지와 중지를 모아 반대편 손등의 네 번째와 다섯 번째 손가락뼈 사이를 두드리면서 ② 눈을 감았다 뜨고, 고개를 고정한 채 눈동자만 오른쪽 아래를 한 번, 왼쪽 아래를 한 번 쳐다본다. ③ 눈동자를 시계 방향으로 한 바퀴, 반시

계 방향으로 한 바퀴 크게 돌린다. ④ 빠르게 "하나, 둘, 셋, 넷, 다섯"을 소리 내어 세고, 밝은 노래(생일 축하 노래나 신나는 동요 등)를 두 소절가량 '허밍'으로 부른다.

5. 특정 지점(경락) 자극하기
'3. 특정 지점(경락) 자극하기'를 반복한다.

6. 문제 다시 확인하기
호흡을 천천히 두 번 한 뒤, 내가 집중하고 있던 상황을 떠올리고 그 강도를 다시 평가한다. 상황을 떠올리기만 해도 짜증 나는 감정에 몰입되었던 처음과 달리, 멍한 느낌이거나 집중이 잘 되지 않으면 문제가 되었던 감정이 사라진 것이다. 다른 생각이나 다른 감정이 떠오른다면 그 역시 처음에 문제가 되었던 감정이 없어진 것이다.

7. 반복하기
여전히 감정이 남아 있다면 앞의 과정을 반복한다. 여러 번 반복할 때는 '4. 뇌 조율하기' 과정을 생략해도 좋다.

※ EFT를 시행할 때는 물을 수시로 마시는 것이 좋다. 몸에 수분이 부족하면 효과가 나타나지 않을 수도 있고, 하다 보면 쉽게 갈증이 날 수 있기 때문이다.

감정 차트

격분한	공황에 빠진	스트레스받는	초조한	충격받은
격노한	몹시 화가난	좌절한	신경이 날카로운	망연자실한
화가 치밀어 오른	격앙된	화난	불안한	안절부절못하는
불안한	우려하는	근심하는	째증나는	거슬리는
불쾌한	굴치 아닌	염려하는	마음이 불편한	언짢은

놀란	긍정적인	흥겨운	아주 신나는	활기넘친
들뜬	쾌활한	동기부여된	영감을 받은	의기양양한
기운이 넘치는	활발한	흥분된	낙관적인	열광하는
만족스러운	집중하는	행복한	자부심느끼는	짜릿한
유쾌한	기쁜	흥밍찬	재미있는	다정이 행복한

역겨운	침울한	실망스러운	의욕 없는	냉담한
비관적인	시무룩한	낙담한	슬픈	지루한
소외된	비참한	쓸쓸한	기죽은	피곤한
의기소침한	우울한	둔한	기진맥진한	지친
절망한	기댈 곳 없는	고독한	소모된	진이 빠진

느긋한	속 편한	태평한	차분한	다정한
평온한	평온한	안전한	만족스러운	감사하는
약은	약은	차분한	편안한	축복받은
한가로운	생각에 잠긴	평화로운	편한	그냥 적정
나른한	흡족한	흐뭇한	안도한	안온한

출처: 『감정의 발견』, 마크 브래킷 지음, 북라이프

3부

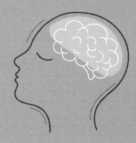

몸과 마음을
관장하는 뇌

'호랑이에게 물려 가도 정신만 바짝 차리면 살 수 있다.' '모든 것은 정신력이다.' '모든 일은 마음먹기에 달렸다.' 이 말들은 참일 수도 아닐 수도 있다. 정신력이 일의 성패를 결정짓거나 생의 고난을 돌파하는 데 매우 큰 역할을 하는 것은 사실이다. 그러나 더 중요한 것은 그러한 정신력을 만드는 몸이다. 정신은 몸과 따로 존재할 수 없다. 감정, 성격 등과 같은 모든 정신 작용은 몸에서 나온다. 다혈질이고, 흥분을 잘하고, 걱정이 태산 같고, 참다 참다 화병에 걸리고, 불안하고, 우울하고……. 이 모든 마음 상태는 몸에서 만들어진다. 신체 각 장기의 활성화 정도와 호르몬의 영향으로 감정이나 성격이 만들어진다. 건강한 신체에 건강한 정신이 깃드는 것, 그것이 진리다.

1장

과긴장증후군, 생존회로가 일으키는 오류

긴장은 진단과 치료의 중요한 단서

한의학에서 한약을 처방할 때는 많은 요소를 고려한다. 단순히 두통에는 이 약재, 복통에는 저 약재가 아니라 전체적인 진단을 통해 특정 증상의 이면에 다른 어떤 불균형을 동반하고 있으며 환자의 체질과 생활 습관 등이 어떻게 작용하고 있는지, 그래서 그 증상을 어디서부터 어떻게 치료할 것인지 개인의 특성에 맞게 살펴야 한다.

한의사마다 한약 처방에 대한 기준도 다양하다. 『방약합편』과 같은 처방집을 참고하더라도 거기에 자신만의 방법으로 약재를 섞어 새로운 약재를 만들기도 한다. 그러다 보니 약재의 처방이 모호할 때가 많은데, 특히 정신과 질환의 처방에 대한 단서를 옛날 의서에서 찾기가 쉽지 않다. 과거에도 불면증 등 정신 질환 환자가 있었겠지만, 지금에 비할 바가 아닌 데다가 수명이 훨씬 길어지고, 삶의 방식이 다방면에서 달라진 상황에서 과거에는 없었던 다양한 증상이 복합적으로 나타나고 있기 때문이다.

'어떻게 하면 환자에게 보다 더 정확하고 치료율이 높은 한약을 처방할 수 있을까'를 고민하던 시기에 노의준 원장님의 강의를 듣게 됐다. 노의준 원장님은 증상이나 질환에 초점을 맞추는 것이 아니라 환자의 체형, 수면 상태, 체온, 대소변과 같은 신체적 특성과 성격 및 감정을 진단해 이면의 불균형을 파악하고 그에 맞는 처방을 『상한론』에서 찾아내는 정인적방正人適方 방식(질병에 초점을 두지 않고 개인이 가진 불균형을 찾아 해결함으로써 자가 치유력을 높이는 질병 치료 방식)을 운용했다. 한 번의 강의로 이 새로운 패러다임의 잠재력을 파악할 수 있었다.

바로 임상에 적용하면서 연구에 몰두했다. 제대로 진단한 환자의 한약 치료는 공식처럼 결과를 보여주었다. 드디어 한약 치료의 새로운 길이 열린 것이다. 게다가 감정과 몸 상태와의 연관성을 파악하고자 했던 나의 오랜 바람까지도 이룰 수 있게 되었다. 그렇게 환자의 성격과 감정을 살펴보는 과정에서 포착한 핵심은 '긴장'이었다. 긴장을 염두에 두고 환자를 진료하니, 긴장이 매우 중요한 단서라는 사실을 알 수 있었다. 세상에는 긴장하는 사람이 너무나 많았고, 긴장이 누적되어 발생하는 문제 또한 어마어마했다.

왜 그리 긴장할까?

20대 후반 여성 환자 D의 직업은 디자이너인데 손목과 어깨, 목의 만성 통증으로 몇 년 동안 괴로워했다. 은행에서 몇 페이지가량의 서류에 서명하는 것만으로도 손과 어깨가 아파 펜을 잡을 수 없을 정도였다. 어깨나 목의 근육통도 나이에 비해 일찍 만성화되기도 했지만, 손목의 관절 통증은 젊은 나이에 걸맞지 않은 상태였다. 근육의 혈액 순환을 증가시키고 관절 재생을 도와줌으로써 통증을 치료하고자 한약을 처방해주었지만, 증상은 크게 나아지지 않았다. 나중에야 그녀가 과도하게 긴장하고 있음을 깨달았다. 펜을 쥐고 글씨를 쓰거나 회사에서 근무할 때 필요 이상으로 근육에 힘이 들어가 통증을 일으킨 것이다. 그녀는 자기도 모르게 상시 긴장하는 과긴장증후군 환자였다.

30대 남성 환자 E는 시내버스 운전 기사였다. 그는 이 일을 하기 전에도 출근 시간만 되면 배가 아프고, 불편한 사람과 밥을 먹으면 배탈이 나서 설사를 했으며, 생소하거나 시각적으로 이상한 음식을 먹어도 설사를 할 만큼 장이 예민했다. 이 일을 하면서

부터는 증상이 더욱 심해져 시도 때도 없이 배가 아프고 설사를 했다. 게다가 버스 운전 도중 다급해진 순간 화장실을 갈 수 없으면 어쩌나 하는 걱정 또한 긴장을 가중시켰다. 그의 대장이 이토록 과민해진 배경에는 긴장이 깔려 있었다. 안 그래도 예민하던 사람이 매일 정해진 시간에 맞춰 운행해야 하는 버스 운전을 하면서 긴장도가 더욱 높아진 것이다. 그런데 환자 E가 결혼 후 해외로 신혼여행을 떠났을 때는 여행 내내 배탈로 고생하리라 예상했던 것과 달리 외국의 낯선 음식을 먹어도 탈이 나지 않았다. 마음이 편하고 즐겁다 보니 과한 긴장을 내려놓을 수 있었던 것이다. 시도 때도 없는 복통과 설사를 치료하기 위해서는 무엇보다 과도한 긴장을 풀어주는 처방이 필요했다.

수족다한증 환자나 수족냉증 환자, 수족다한증은 아니지만 온몸이 축축하게 젖어 있는 사람, 특별한 이유 없이 잘 못 자는 사람, 나이에 걸맞지 않게 근육통이나 관절통 등을 호소하는 환자 등의 대다수는 긴장도가 높다. 특별한 이유 없이 소화불량이 잦은 사람, 강박증 환자, 불면증 환자, 우울증 환자뿐 아니라 틱장애 환자 역시 과도한 긴장이 문제가 되는 경우가 많다. 이처럼 많은 질병의 바탕에는 긴장이 깔려 있다. 지속되는 긴장이 신체 에너지와 호르몬을 과하게 소비하고, 그로 인해 불균형을 초래하면서 여러 질환을 야기하는 것이다.

뇌의 생존 전략, 긴장하라

원시시대 한 부족이 사냥을 나갔다 죽은 사슴을 휘감고 있는 붉은뱀을 만났다. 뱀은 무서운 속도로 부족에게 접근했고, 가장 앞에서 공격받은 형제가 쓰러졌다. 다른 형제들이 급히 돌을 던지고 활을 쏘며 뱀을 쫓아냈지만 쓰러진 형제는 손쓸 겨를 없이 숨을 거뒀다. 부족은 비상이 걸렸다. 그날 이후 그들은 날카로운 무기를 준비하고, 사냥을 나갈 때는 날쌔고 건강한 형제들이 앞에서 길을 살피자고 약속했다. 다시 사냥에 나선 부족은 예의 주시하며 숲길을 걸었다. "붉은뱀이다!" 앞선 형제의 비명에 뒤따르던 형제들이 돌을 던지고 활을 쏘며 우왕좌왕했다. 하지만 앞선 형제가 본 것은 붉은뱀이 아니라 색이 비슷한 나뭇가지였다. 안도의 한숨을 쉰 형제들은 다시 길을 걸었다. 그런데 이번에는 뒤에서 "으아악!" 하는 소리가 들렸다. 모두가 시선을 돌려 공격 태세를 갖췄는데, 그 역시 다른 부족이 흘리고 간 붉은색의 활이었다.

'자라 보고 놀란 가슴 솥뚜껑 보고 놀란다'는 옛말이 있다. 구더기 트라우마가 있어 옷에 붙은 밥풀을 보자마자 팔에 닭살이 올라오거나, 평소에 무서워하는 사람과 비슷한 옷차림을 한 사람만 봐도 깜짝 놀라는 것과 같은 착각을 한 번쯤은 해봤을 것이다. 이 경우 대부분은 자신이 잘못 봤다, 판단이 틀렸다고 생각

115

한다. 물론 우리 뇌가 시각 정보를 잘못 해석한 것은 사실이다. 하지만 이는 뇌가 멍청하거나 기능이 떨어져서 생긴 문제가 아니다. 오히려 너무 신속하고 예민하게 일을 처리하는 데서 발생한 오류다.

다시 부족의 일화를 보자. 그들은 어느 날 갑자기 나타난 붉은 뱀이 자신들의 형제를 순식간에 죽이는 것을 보고 겁에 질렸다. 그리고 앞으로 같은 불상사가 일어나지 않도록 다양한 준비를 한다. 다시 사냥을 떠났을 때 너무 긴장한 나머지 누구는 나뭇가지를 보고, 또 누구는 활을 보고 비명을 지른다. 뱀이 나타날까봐 잔뜩 긴장해서 길게 구부러진 것만 봐도 뱀으로 착각하는 것이다.

그런데 이들이 '착각'이라는 손실을 허용하지 않는 유형의 인간이라고 가정해보자. 다시 말해 붉은뱀과 비슷한 모양의 나뭇가지를 보더라도 즉각 반응하지 않고 나뭇가지의 길이와 붉은뱀의 길이가 정확히 일치하는지, 나무 표면의 무늬가 뱀의 피부에서 봤던 빗살무늬와 동일한지, 좌우로 움직인 것이 바람에 의한 것인지 스스로 움직인 것이지 등등 시청각으로 얻은 모든 정보를 통합해 정체를 파악하려 한다면 어떤 일이 발생할까? 답은 두 가지다. 하나는 다행히 앞에 있는 것이 나뭇가지였으므로 쓸데없이 비명을 질러 형제들에게 겁을 주지 않고 본인도 호들갑

떨지 않은 상태로 가던 길을 편하게 가는 것, 또 하나는 안타깝게도 앞에 있는 것이 붉은뱀이었지만 정확한 정체를 파악하기 위해 면밀하게 분석하는 도중에 물려 죽는 것이다. 여기서 우리는 부족의 생존을 위해서는 비슷한 형태를 보는 순간 뱀으로 인식해 대응하는 것이 유리하다는 사실을 알 수 있다. 여러 번의 착각으로 인한 손실이 발생하더라도 목숨을 잃는 것보다 나을 테니 말이다.

이처럼 뇌는 생존의 위협을 느끼는 상황에서 정확한 해석이라는 중간 과정을 의도적으로 생략해 보다 빨리 긴장하도록 명령을 내린다. 기가 막힌 생존 전략이 아닐 수 없다. 문제는 현실에 붉은뱀이 없음에도 매일같이 생존 모드를 유지하는 사람들이다. 한두 번 긴장하다 보면 어느 순간 긴장을 일으키는 메커니즘이 자동화되어 모든 일에 과도하게 긴장하게 되고 이를 풀지 못하는 경우가 많다. 긴장은 생존 모드이기 때문에 몸에서 소모되는 에너지가 상당하다. 매 순간을 생존 모드로 살아간다면 몸과 마음이 금방 지칠 것임은 불 보듯 뻔하다.

사실 이러한 생존 모드가 반드시 필요하던 시절도 있었다. 흔히 인간을 만물의 영장이라고 하지만, 인간이 상위 포식자가 된 기간은 그리 오래되지 않았다. 인간은 인류 역사 중 오랜 기간을 피식자로 살았으며 그로 인해 생존 메커니즘에는 늘 긴장과 불안이 깔려 있다. 피식자로 살던 시절에 적합했던 이 본능이 현대 사회에서는 더 이상 필요하지 않은 오작동의 메커니즘이 되어 버린 셈이다.

한의학에서는 과도한 긴장으로 문제가 발생한 환자에게 긴장을 이완시키는 약을 처방한다. 예를 들어 인체에 무해하게 전처리한 전갈의 독소를 이용해 신경의 흥분을 가라앉히거나 매우 찬 성질의 석고石膏 등을 써서 과활성화된 뇌의 열을 낮추는 식이다. 그러나 긴장을 완화하기 위해 무엇보다 중요한 것은 건강한 수면이다. 그리고 건강한 수면을 위해서는 건강한 호흡이 필수다.

———

특별한 이유 없이 소화불량이 잦은 사람, 강박증 환자, 불면증 환자, 우울증 환자뿐 아니라 틱장애 환자 역시 과도한 긴장이 문제가 되는 경우가 많다. 지속되는 긴장이 신체 에너지와 호르몬을 과하게 소비하고, 그로 인해 불균형을 초래하면서 여러 질환을 야기하는 것이다.

2장

카페인, 공황장애와 갑상선 질환이 늘어난 이유

커피는 만성피로의 주범

　　몸이 너무 피곤해 한약 처방을 받으러 왔던 환자 F는 30대 후반으로 두 아이의 엄마이자 15년 차 직장인이었다. 그녀는 자는 동안 꿈을 계속 꿨고 아침에 일어나는 것을 매우 힘들어했다. 점심을 먹고 나면 졸음이 쏟아졌으며, 저녁 식사 후에는 체력이 방전되는 일상이 반복됐다. 어깨 근육통, 상당한 변비와 잦은 방광염, 두통과 어지럼증 등 생리전증후군도 심했다. 진료 결과 그녀는 출산 후 생리량이 많아지면서 빈혈이 진행된 상태였다. 우선 그녀가 하루 두 잔씩 마신다는 커피를 끊도록 권고한 뒤 과다한 생리량을 줄여 빈혈을 개선하고 뇌척수액 순환을 돕는 한약을 처방했다. 차츰 상태가 좋아졌고, 4주 후에는 환자 F가 만족할 정도로 컨디션이 회복됐다.

그런데 2주 후 환자 F로부터 예상 밖의 전화가 걸려 왔다. "몸이 예전과 똑같이 힘들어졌어요." 모든 것이 잘 회복되던 그녀에게 무슨 일이 있었던 걸까? 그녀에게 생활하는 데 바뀐 것이 있는지 거듭 물어봤다. 환자 F는 잠시 생각하더니 점심을 먹고 30분 정도 산책을 시작했다고 했다. 그러나 30분의 산책이 극도의 피곤함을 불러올 리 없었다. "혹시 커피 드셨어요?" "네. 몸이 괜찮아져서 2주 전부터 일주일에 서너 잔 정도 마시고 있어요." 그랬다. 모든 것이 잘 회복되던 그녀의 컨디션을 다시 끌어내리고 계속되는 꿈에 시달리게 만든 것은 다름 아닌 커피였다.

많은 사람이 커피를 잠이 잘 안 오는 정도의 부작용이 있는 기호식품이라고 생각한다. 그래서인지 몸이 안 좋을 때 술과 담배는 끊어도 커피를 끊어야 한다는 생각은 하지 못한다. 환자 F 역시 컨디션이 회복되면서 '한 잔쯤이야' 하는 생각으로 커피를 마시기 시작했고, 그녀의 몸은 극도로 피곤한 상태로 돌아갔다. 다시 그녀에게 커피를 끊으라고 말한 뒤 앞으로도 카페인 섭취를 하지 말라고 권고했다. 그녀는 다시 커피가 없는 일상으로 돌아갔고 다행히 신체 컨디션을 회복할 수 있었다. 일주일에 서너 잔 정도만으로도 수면의 질을 악화시키고, 만성피로의 구렁텅이로 몰아가는 커피의 위력을 새삼 깨달은 순간이었다.

많은 직장인이 만성피로, 어깨 근육 뭉침, 소화력 저하, 두통, 식곤증, 주말의 과도한 피로감과 '월요병'에 시달린다. 대부분 이를 직장생활로 인한 피로 누적, 또는 대인 관계로 인한 스트레스 때문이라고 생각하지만, 실제 원인으로는 커피가 매우 큰 몫을 차지한다. "커피가 안 좋다는 건 아는데요. 저는 아침에 일어나서 커피를 마셔야 하루를 시작할 수 있어요." "회사에서 점심 먹고 나면 얼마나 졸린데요. 일하려면 커피는 필수라고요!" 내가 카페인의 여러 유해성을 설명하고 커피를 끊으라고 하면 많은 사람이 이와 같이 대답한다. 커피가 안 좋은 것은 알지만 아침을 시작하려면, 일을 열심히 하려면, 집중력을 높이려면 커피를 마셔야 한다는 것이다. 그러나 커피를 마셔야 집중이 되는 현상은 우리의 건강을 해치는 습관임을 명심해야 한다.

카페인이 체내에 흡수되면 부신피질 호르몬인 코르티솔을 분비하게 만든다. 코르티솔은 몸을 각성시키고 에너지를 생성하게 하는데, 커피를 마신 뒤 각성 효과와 함께 집중력이 높아지는 것도 이 때문이다. 언뜻 생각하면 이로운 기능이라고 생각할 수 있지만, 매일 카페인을 섭취해 코르티솔을 추가적으로 분비하게 만들다 보면 부신이 매우 피로한 상태가 되어 만성피로라는 굴레에 들어가게 된다. '각성'을 단순히 정신이 맑은 상태라 여기는 경우가 있는데, 각성 상태란 원시시대에 인간 앞에 맹수가 나타났을 때처럼 생존의 위협으로부터 신체가 바짝 긴장하는 상태와 같다. 현대사회에서 수시로 커피를 마시는 것은 자신을 매일같이 맹수가 나타나는 상황에 밀어 넣어 초긴장 상태로 만드는 것과 같다. 긴장은 에너지를 더 많이 소모하게 만들기 때문에 커피 섭취는 결국 더 피로해지는 결과를 초래한다.

뇌를 지치게 만드는 카페인

우리가 깨어나 활동하는 동안 뇌에서는 엄청난 에너지를 소비하고, 그 과정에서 에너지 소비의 부산물인 아데노신adenosine이 쌓인다. 아데노신이 포화 상태가 되면 졸음이 오고, 잠이 들면 아데노신이 아데노신 수용체와 결합한 후 분해되어 사라진다. 잠을 잘 자고 일어난 아침에는 뇌 속 아데노신이 없는 상태로 하루를 시작할 수 있다.

그런데 우리 몸에 들어온 카페인은 아데노신이 수용체와 결합하는 것을 방해하고 자기가 수용체와 결합한다. 그로 인해 잠들기 어렵고, 자는 동안에도 아데노신을 제대로 처리할 수 없게 된다. 결국 뇌 속 아데노신이 상당수 존재하는 상태로 아침을 맞게 되면서 몽롱함과 피로를 풀기 위해 다시 카페인을 찾는 악순환에 빠진다.

물론 커피(카페인)를 마시면 잠시 기분이 좋아지고 집중력과 수행 능력이 향상되었다고 느낄 수 있다. 그러나 이는 말 그대로 잠시일 뿐이다. 커피를 계속해서 마시면 잠을 제대로 자지 못하는 밤이 누적되고, 다음날 뇌가 일을 수행하기 어려운 상태가 된다. 장기적으로 보면 커피를 마시지 않고 질 좋은 수면을 충분히 취한 사람에 비해 수행 능력이 떨어질 수밖에 없다.

또한 많은 사람이 뇌혈관 질환을 두려워한다. 그래서 콜레스테롤 수치가 높다는 검사 결과를 받으면 울며 겨자 먹기로 열심히 고지혈증약을 복용한다. 콜레스테롤 수치가 높은 것과 뇌혈관 질환의 발병률 사이에는 상관 관계가 없음이 밝혀졌음에도, 둘 사이에 깊은 관계가 있다는 오랜 믿음이 환자들을 고지혈증약으로부터 자유롭지 못하게 만드는 것이다. 아이러니한 것은 실제로 뇌혈관을 좁게 만드는 커피는 대수롭지 않게 즐겨 마신다는 점이다. 카페인은 뇌혈관을 수축시킨다. 카페인 금단 현상을 겪는 사람 중 약 50퍼센트가 두통을 경험하는 것은 이 때문이다.

주말마다 원인 모를 두통에 시달리는 환자도 많다. 평일에 매일같이 커피를 마시다가 주말에는 마시지 않아서다. 커피를 마시는 것도 모자라 진통제까지 상습적으로 복용하는 이들 중에는 일부 진통제에도 카페인이 들어 있다는 사실을 아는 이가 많지 않다. 뇌로 가는 혈관이 좁아지면 뇌에 제대로 영양을 공급하기 어렵고 조금이라도 신경 쓸 일이 생기거나 피곤해지면 두통이 생긴다. 장기간 카페인을 복용할 경우 치매나 뇌혈관 질환에 걸릴 확률 또한 높아질 것은 불 보듯 뻔한 일이다.

빈혈을 일으키는 카페인

머리가 핑 돌거나 어지러우면 흔히들 빈혈이라고 생각한다. 하지만 빈혈은 단순히 어지러운 증상만을 말하는 것이 아니다. 빈혈은 우리 몸에 적혈구가 부족해 혈액의 산소 운반 기능이 떨어짐으로써 신체의 대사 등 여러 기능이 저하된 상태를 말한다. 그렇다면 혈액검사 결과에서 적혈구 내 단백질인 헤모글로빈 수치가 정상일 경우 빈혈이 없다고 할 수 있을까? 혈액검사 결과 헤모글로빈 수치는 정상이지만 실제로는 빈혈인 환자가 적지 않다. 혈액검사 시 큰 정맥에서 피를 채취한다. 이때 큰 정맥을 돌아다니는 혈액 내 헤모글로빈 수치는 정상일 수 있으나 실제 조직에 혈액을 공급하는 말초혈관에서는 그 수치가 낮은 경우도 상당히 많다. 검사 수치만으로 빈혈의 유무를 단정 지을 수 없다는 뜻이다.

빈혈의 원인으로는 크게 영양 부족, 출혈, 부적절한 수면, 조

빈혈의 원인

영양 부족	· 잘 먹지 못하거나 흡수에 문제가 있는 경우 · 카페인 섭취
출혈	· 코피, 객혈, 장 출혈, 항문 출혈, 혈뇨, 자반증(피부의 출혈), 여성의 생리 출혈(과다한 생리량)
부적절한 수면	· 수면 부족, 불규칙한 밤낮, 수면 각성, 한밤중을 벗어난 수면 · 코골이, 수면무호흡, 입호흡 · 카페인 섭취
조혈작용 부전	· 백혈병이나 신장 질환, 만성염증으로 혈액을 만들지 못하는 경우

혈작용 부전을 들 수 있다. 우리 몸은 단백질과 혈액이 많아야 근육을 키울 수 있는데, 이는 근육량이 적은 여성이 남성에 비해 혈액량이 적다는 의미이기도 하다. 게다가 가임기 여성은 생리를 한다. 성장기에 코피가 몇 차례 나는 것으로도 빈혈이 발생할 수 있다는 점에서 매월 생리를 하는 여성들은 빈혈에 노출되기가 훨씬 쉽다. 특히 주목할 부분은 '부적절한 수면'이다. 한밤중을 벗어나 다른 시간대에 잠을 잔다면 빈혈이 발생하기 쉽다. 거기에 습관적으로 커피를 마시고 있다면 수면의 질이 더욱 저하되어 빈혈이 발생할 가능성이 높아진다. 카페인은 칼슘과 함께 몸 밖으로 배출되어 미네랄 불균형을 초래한다. 커피는 카페인뿐 아니라 탄닌도 함유하고 있는데, 탄닌은 체내 철분 흡수를 방해하기 때문에 커피를 많이 마실 경우 빈혈이 발생할 확률은 더

욱 높아진다. 혈액이 충분해야 몸에서 카페인을 잘 분해하고 제거할 수 있는데, 여성은 이 부분에서도 남성에 비해 불리하다.

심하지 않은 빈혈이 즉각 문제를 일으키는 건 아니다. 다만 그 상태가 지속된다면 신체의 다른 부분이 고장 나는 밑거름이 된다. 생리량이 많던 여성이 완경 이행기(1차 갱년기)나 난소를 자극하는 뇌하수체 호르몬이 급격히 떨어지는 2차 갱년기(완경 이후 10년 내외)에 건강 상태가 급격히 악화되는 데에도 빈혈은 큰 영향을 미친다.

긴장을 불러오는 카페인

카페인을 오랜 기간 섭취하면 우울증에 걸릴 확률도 높아진다. 출산 전까지 밝고 명랑했던 환자 G는 임신 후 몸이 심하게 부었다. 제왕절개로 출산한 뒤로도 몸은 계속 무거웠고 붓기도 빠지지 않았다. 관절 곳곳의 통증으로 고생하는 상황에서 남편의 지방 발령이라는 악재까지 겹쳤다. 이러한 상황은 그녀를 더욱 외롭고 쓸쓸하게 만들었다. 울지 않는 날이 거의 없었고 그럴수록 몸 상태는 악화됐다. 환자 G에게 출산 후 회복을 도와주는 한약을 처방했다. 잠시 치료를 받은 그녀는 다음 해에 복직하면서 산후우울증이 사라진 듯 보였다.

그렇게 시간이 흘렀다. 그 사이 환자 G는 다시 남편과 함께 지내게 됐고, 친정 근처로 이사해서 친정어머니가 아이를 많이 돌봐주셨다. 모든 것이 회복된 듯 보이던 어느 날, 남편이 일하다 사고로 손가락을 심하게 다쳐 수술을 받고 회복을 위해 휴직하게 됐다. 남편은 사고로 외상후 스트레스 장애를 겪으며 힘든 나날을 보냈고, 환자 G 역시 그 상황을 힘들어했다. 삶의 무게는 날이 갈수록 그녀를 압박했다. 환자 G는 툭하면 가족들에게 심한 짜증을 냈고, 서럽게 눈물을 흘리기도 했다. 어떤 날에는 주체할 수 없는 불안감에 시달리기도 했다. 우울증이 다시 찾아온 것이다.

그녀는 치료를 받으러 와서도 몇 번이고 눈물을 쏟았다. 평소 긴장도가 높았던 환자 G의 우울증 치료를 위해 긴장을 이완시키는 한약을 처방했다. 그리고 스스로 감정과 욕구를 찾도록 도와주고 감정자유기법을 병행했다. 치료를 시작하면서 하루 한 잔씩 마시던 커피를 끊게 한 것은 물론이다. 상태는 눈에 띄게 좋아졌고 몇 개월 후 편안해진 환자 G는 치료를 마치기로 했다.

그런데 반년이 채 되기도 전에 환자 G가 진료실로 찾아왔다. 우울증이 재발한 것이다. 원인은 그녀가 다시 마시기 시작한 커피에 있었다. 증세가 좋아지자 경각심이 사라지면서 한두 잔씩 마시기 시작한 커피가 긴장을 더 부추길 뿐만 아니라 수면의 질을 떨어뜨렸다. 몇 달 만에 우울증이 재발했다. 그제야 커피의 위험성을 실감한 환자 G는 이후 다시는 커피를 마시지 않는다. 커피가 우울증을 일으킨다는 교훈을 혹독하게 경험한 것이다.

긴장을 많이 한다는 것은 다른 사람보다 더 많은 에너지를 소모한다는 의미이다. 당연히 부신피질 호르몬(코르티솔), 갑상선 호르몬 등을 더 많이 소모하게 되는데 이것이 세로토닌serotonin 에도 영향을 미치면서 결국 우울증이 발병하게 된다. 게다가 카페인으로 인해 수면의 질이 나빠지면서 호르몬 생성이 저하되는 과정 역시 우울증 발병에 큰 영향을 미친다.

이와 상반된 주장을 하는 이들도 있다. 커피를 마시는 사람을 7년간 추적 조사한 연구에서는 커피를 하루에 두 잔 이상 마시는 사람이 커피를 하루에 한 잔 마시는 사람보다 우울증에 걸릴 확률이 낮다는 결과가 나왔다. 지금 당장은 커피를 하루 두 잔 이상 마시는 사람이 더 즐겁고 에너지가 넘치는 것처럼 보일 수도 있다. 그러나 이러한 결과가 10년 후, 20년 후 혹은 30년 후에도 유지될까? 천만의 말씀이다. 커피를 많이 마실수록, 오래 마실수록 우울증은 더 쉽게 오기 마련이다.

흔해진 공황장애, 흔해진 갑상선 질환

20여 년 전만 해도 공황장애 환자가 흔하지 않았다. 그러나 최근에는 다섯 명이 모이면 그중 한 명은 공황장애를 앓고 있다고 할 정도다. 무엇이 이런 상황을 만든 것일까? 여기에는 지난 20여 년간 우리 사회의 커피 섭취량이 기하급수적으로 늘어난 환경이 한몫한다. 공황장애는 스트레스에 대응하는 코르티솔이 현저하게 저하됐을 때 나타나는 증상인데, 코르티솔을 계속 분비하게 만드는 커피를 수시로 마시는 습관이 종국에는 공황장애를 야기하는 것이다. 커피가 흔해진 요즘, 공황장애 환자 역시 흔해질 수밖에 없다.

카페인을 과다 섭취하는 사람은 갑상선 호르몬에도 문제가 발생하기 쉽다. (특히, 여성의 경우가 흔하다.) 갑상선 호르몬은 우리 몸의 기초대사율을 높이고, 에너지 생성에 필요한 산소 소모를 증가시키며, 탄수화물, 지방, 단백질 대사를 촉진시키고 심장과 위장관 운동을 자극한다. 쉽게 말해 갑상선 호르몬은 우리 몸에서 에너지를 쓰고 체온을 유지하는 역할을 한다. 갑상선 호르몬은 부신피질 호르몬과 함께 작용하는데, 부신피질 호르몬의 과도한 분비가 부신피질의 이상을 초래하고 이 상태가 오랫동안 지속되면 결국에는 갑상선 호르몬에도 문제가 발생한다. 결과적으로 부신피질이 제대로 기능하지 못해 만성피로가 누적되다 보면 갑상선이 망가진다.

커피를 하루 3~4잔씩 마시던 50대 남성 환자 H는 6~7년 전부터 소화 기능이 저하되었고, 운동할 때 흘리는 땀이 증가했으며 만성피로에 시달렸다. 그를 면밀하게 진단한 후 커피를 끊고 4개월 정도 한약 처방 치료를 하자고 권유했지만 응하지 않았다. 몇 년이 흐른 뒤 환자의 상태가 궁금해서 전화했을 때 그는 여전히 커피를 마시고 있었고, 최근에 갑상선 호르몬 저하증을 진단받았다고 했다. 예상한 대로였다. 얼마 뒤 그는 다시 진료실을 찾아왔다. 커피를 끊고 적극적으로 치료하자고 권했지만, 이번에도 응하지 않았다. 커피도 물론 계속해서 마시고 있었다.

몇 년 후 환자 H의 건강 상태는 어떻게 될까? 우선 커피를 지속적으로 마시는 사람의 몸에서는 어떤 일이 일어나는지 살펴보자. 커피가 코르티솔을 과다하게 분비하도록 해 부신을 피로하게 만들어 호르몬 생성 작용이 원활하지 않게 되는 부신피질 호르몬 저하증, 즉 만성피로에 시달리게 된다. 코르티솔의 저하가 오래되면 연관된 호르몬에도 영향을 미치는데, 그렇게 해서 갑상선 호르몬 장애 혹은 우울증이 발생하게 된다. 또한, 코르티솔 생성량이 심각하게 저하되면 그 자체로 공황장애가 발생하게 된다. 환자 H는 갑상선 호르몬 제제를 처방받아 복용하고 있지만, 호르몬 제제는 건강을 전체적으로 좋아지게 하는 것이 아니므로 머지않아 공황장애가 발생할 확률이 매우 높다.

하루 한 잔의 커피가 암을 막아준다?

이쯤 되면 흔히 나오는 반론이 있다. "하루 한 잔의 커피가 암을 막아준다는 연구 결과가 있던데요?"라거나 "커피에는 치매를 예방하는 기능이 있대요!"라는 식이다. 나 역시 카페인의 위해성을 알게 된 이후, 커피가 건강에 유익하다는 여러 연구 결과의 오류와 문제점을 살펴보았다. 특히 커피가 암의 진행을 막아준다는 연구 결과는 한동안 미스터리로 남아 있었다. 그런데 2023년 한 포럼에서 알게 된 충남대학교 교수를 통해 그 궁금증을 해결할 수 있었다. 뇌과학자이기도 한 교수는 '교모세포종'이라는 뇌암에 걸린 쥐에게 커피를 투여하는 연구를 진행했다. 그 과정에서 커피를 투여한 쥐의 암 전이가 억제되고 생존율이 높아지는 결과가 나타났다. 하지만 중요한 것은 "암 전이가 억제되고 수명이 늘어난 쥐를 불쌍해서 보기 힘들었다"는 교수의 설명이었다. 그 쥐는 제대로 걷지도 못 했고, 머리에서는 고름이 터져 나오기까지 했다. 커피가 뇌혈관을 수축시켜 암의 전이는 막았지만, 다른 건강은 심각하게 손상됐던 것이다. '커피가 암의 진행을 막아준다'는 연구 결과의 이면에는 이처럼 카페인의 진면목이 교묘하게 가려져 있었다.

커피를 매일 마시면 치매에 걸릴 확률이 낮아진다는 연구 결과 역시 모순적이다. 기억을 견고히 하는 것은 건강한 수면이 만들어내는 작용이다. 그런데 수면의 질을 저하시키는 카페인이 어떻게 기억 능력의 훼손을 막을 수 있단 말인가. 치매는 건강한 수면과 기억이 파괴되는 질병이다. 오랜 시간 카페인이 몸에 누적된다면 치매와 가까워지는 것은 자명한 일이다.

그럼에도 왜 카페인을 끊지 못할까?

처음 마셨던 아메리카노를 떠올려보자. 지금처럼 맛이 있었는가? 대부분은 시고 쓴 맛 때문에 '이걸 왜 마시지?'라고 생각했을 것이다. 그런데 언제부터인가 우리나라 사람들, 특히 직장인들은 아침에 일어나서나 식사 후에 습관처럼 커피를 마신다. 거리마다 코끝을 자극하는 커피 향은 얼마나 많은 사람이 커피에 중독되었는지를 보여준다.

커피에 들어 있는 카페인은 중추신경계를 자극해 신경세포를 흥분시키면서 도파민dopamine을 더 많이 분비하게 한다. 도파민은 동기부여, 학습, 기분 등 우리 뇌의 많은 부분에 관여하는 신경전달물질이다. 쉽게 말해 도파민이 분비되면 기분이 좋다. 그래서 처음에는 커피가 쓰다고 느꼈던 사람도 커피를 마신 뒤 도파민 분비로 기분이 좋아지면서 차츰 커피가 맛있다고 생각하는 것이다. 문제는 이런 식의 도파민 분비가 거듭되면 시간이 갈수록 더 센 자극과 잦은 빈도를 원하게 된다는 점이다. 당신이 시도 때도 없이 커피를 찾고, 커피가 없으면 일을 못 한다는 말은 이미 도파민 분비 작용으로 카페인에 중독됐다는 뜻이기도 하다.

'그래도 하루 한 잔쯤이야 괜찮겠지'라는 생각은 금물이다. 몸에 한 번 들어온 카페인은 단시간에 분해되지 않는다. 반감기는 특정 물질이 반으로 줄어드는 데 걸리는 시간이다. 카페인도 우리 몸에 들어와 반감기로 분해되어 배출된다. 카페인의 반감기는 성인의 경우 5~7시간 길게는 15시간에 이른다. 내가 마신 커피 한 잔의 카페인이 짧게는 3일에서 길게는 10일 이상까지도 몸에 남아 있을 수 있다는 의미다. 오늘 하루는 한 잔일지라도 그 한 잔이 쌓일수록 체내 카페인도 누적된다는 사실을 잊지 말자.

도파민 분비와 카페인 중독

도파민에 대해 조금 더 자세히 들여다보자. 도파민은 우리 뇌가 학습, 탐구, 탐험, 충동, 움직임, 동기부여, 선택, 주의 집중 등의 역할을 하는 과정에서 중요한 기능을 하는 신경전달물질이다. 뇌의 보상회로를 구성하는 주요 성분이기도 한 도파민은 뇌의 기본적인 욕구를 자극함으로써 삶에 대한 의욕과 동기를 제공한다. 어떤 일에 만족이나 성취감을 느끼는 것은 도파민 분비의 영향이며, 도파민이 많이 분비될수록 더 많은 쾌락을 느낀다. 반면 도파민 분비량이 부족하면 의욕이 잘 생기지 않고, 무언가를 하더라도 쉽게 질리거나 재미를 느끼지 못한다. 도파민은 몸의 움직임에도 깊게 관여한다. 신경세포끼리 도파민을 주고받는 과정에 문제가 발생하면 몸이 떨리거나 움직임이 둔해지는데, 대표적인 예로 파킨슨병을 들 수 있다. 파킨슨병은 뇌 영역의 흑색질이 손상되거나 파괴되면서 그 안에 있던 도파민 신경세포의 신경 분포가 감소해 발생하는 질환이다.

카페인은 체내에 흡수된 뒤 도파민 분비량을 증가시킴으로써, 순간적으로 주의 집중력을 높여 학습이나 일의 능률을 올리는 데 도움을 준다. 그렇다면 커피를 자주 많이 마시면 계속해서 도파민이 증가하고 삶의 질도 좋아질까? 우리는 여기서 의욕과 충동을 구분할 필요가 있다. '의욕'이란 스스로 뜻하는 바를 얻기 위해 실천하는 힘이다. 예를 들어 몸의 건강을 유지하기 위해(동기) 열심히 운동하게 만들고, 원하는 직업을 갖기 위해(동기) 꾸준히 공부하게 하는 힘 말이다. 적절한 양의 도파민은 이처럼 건

전한 동기부여와 의욕을 제공함으로써 삶을 살아가는 데 긍정적인 원동력이 된다. 반면 '충동'은 계획이나 목적 없이 즉각적인 쾌락을 좇는 힘이다. 계속해서 더 큰 쾌락을 얻기 위한 게임 중독, 쇼핑 중독, 도박 중독, 알코올 중독 등이 그 예다. 이는 모두 뇌에 도파민이 분비됨에 따라 발생하는 현상인데, 문제는 뇌가 큰 자극에 익숙해지면 작은 자극에 둔감해지고, 계속해서 더 많은 도파민을 원하게 된다는 것이다. 도파민 분비량이 지나치게 증가하면 필요 이상으로 집중하는 상태가 되면서 수면의 질을 떨어뜨릴 뿐 아니라 신체 기능에도 악영향을 미친다.

카페인 중독 역시 마찬가지다. 커피를 마심으로써 즉각적으로 높아진 집중력에 중독되면 뇌는 이후로도 같은 자극을 얻기 위해 더 많은 카페인을 요구한다. 습관적으로 커피를 마시던 사람이 커피를 끊은 뒤 불안감을 느끼거나 손이 떨리고 짜증이나 화가 쉽게 나는 것은 도파민이 적게 나오면서 생기는 금단 증상이다. 우리 몸은 항상성을 유지하려 한다. 따라서 도파민이 지나치게 분비되면 오히려 그 자극에 둔감해져 도파민이 부족하다고 느끼며 다음에는 더 많은 도파민을 얻기 위해 더 큰 자극을 원하게 된다. 어쩌다 도박 한 번이 한 번에서 끝나지 않고, 어쩌다 커피 한 잔이 한 잔에서 끝나지 않는 악순환에 빠지는 것이다. ●

2021년 『커피 마약을 끊어야 하는 7가지 이유』라는 전자책을 출간했다. 커피가 만성피로의 주범인 이유와 커피로 인해 발생할 수 있는 수면 문제, 소화장애, 갑상선 질환, 우울증, 공황장애 등 이 책에서도 언급했던 여러 문제점을 소개했고 이에 대한 독자들의 반응도 뜨거웠다. 그중에는 10년 동안 하루 12시간 이상의 정신노동을 하며 단기기억 상실, 공황장애를 겪으면서도 그 이유를 몰랐는데, 책을 읽고 나서야 모든 원인이 하루에 10잔 이상 마시던 커피에 있었음을 알게 되었다는 독자도 있었고, 내가 말한 커피 부작용으로 병원을 찾았다가 정신병자로 취급받았음을 고백하는 독자도 있었다. 각자의 경험과 느낌은 조금씩 달랐지만 대부분 커피 중독에 빠진 자신의 이야기를 읽는 것 같았다며 지금부터라도 커피를 끊겠다는 다짐을 전해 왔다.

그런데 여전히 진료실이나 사석에서 만나는 사람 중에는 커피가 몸에 해롭다는 사실을 알려줘도 "제가 술도 안 마시고 담배도 안 피우는데 커피까지 안 마시면 무슨 재미로 살아요?"라든가 "저는 하루에 딱 한 잔밖에 안 마셔요. 그리고 커피를 마셔도 잠은 아주 잘 자요"라는 식의 반응을 보이는 이들이 많다. 그들 대부분도 이 책을 읽고 나면 생각이 바뀌겠지만, 그럼에도 커피

● 「카페인이 인체에 미치는 영향」, 김수진·정승호, 〈한국외식산업학회지〉, 제13권 제4호(2017), 333~344쪽. 「도파민의 구조와 기능」, 노유리, 석사학위논문 부산대학교 대학원, 2016.

한 잔에서 삶의 낙을 찾고 있다면 자신의 우울감에 주목할 필요가 있다. 나는 우울증이 없다고 단언하는 분들은 일단 커피를 끊어보시라. 커피를 끊는 것이 너무 힘들고 어렵다면 우울증과 카페인 중독을 인정해야 한다. 하지만 커피를 끊는 것이 어렵다고 걱정할 필요는 없다. 감정자유기법의 도움을 받든 나와 같은 수면 혹은 호르몬 전문가의 도움을 받든, 외부의 도움을 적극적으로 구한다면 카페인 중독에서 벗어날 수 있다.

———

공황장애는 스트레스에 대응하게 하는 코르티솔이 현저히 저하됐을 때 나타나는 증상이다. 코르티솔을 계속 분비하게 만드는 커피를 수시로 마시는 습관은 결국 공황장애를 야기한다. 커피가 흔해진 요즘, 공황장애 환자 역시 흔해질 수밖에 없다.

3장

수면, 잘 자야 낫는다

뇌의 핵심 임무는 신체 항상성 유지

뇌의 핵심적인 기능은 정보 처리나 학습, 생각과 감정 작용이라고 많이들 알고 있다. 그러나 생명체의 진화 과정을 살펴보면 우리가 알고 있는 것과 거리가 있다. 신원생대新原生代 때 지구상의 생명체에게는 뇌가 없었다. 무언가를 보고 냄새를 맡고 맛을 보는 등의 감각 작용은 전무했으며, 자신의 자리에서 주어지는 생물체를 섭취해 생존할 뿐이었다.

그런데 고생대(캄브리아기)에 이르러 그들에게 감각기관이 생성되었고, 주어지는 먹이만 먹던 수동적인 생물은 직접 먹이를 찾고 사냥하는 생물로 진화했다. 서로 먹고 먹히는 생태계가 출현한 것이다. 생명체들은 경쟁자보다 앞서 먹이를 잡아먹고 포식자로부터 빨리 도망가야 했다. 이는 운동신경의 발달을 가져왔지만, 한 가지 문제가 있었다. 한정된 신체 에너지로 매 순간 온 힘을 다해 사냥하거나 달아나는 전략은 매우 비효율적일 뿐 아니라 결국 생존에 큰 위협을 가져올 것이었다.

생명체는 무작정 감각기관에 감지된 먹이나 포식자에 대응하는 대신, 과거의 경험을 바탕으로 언제 어떻게 효율적으로 움직일지 예측하기 시작했다. 이러한 기능은 소수의 신경세포 몇 개가 담당했는데, 시간이 흘러 호흡계, 심혈관계, 면역계 등 신체 기관이 복잡하게 발달하면서 보다 정밀하게 신체 에너지를 운용할 조직이 필요했다.

그렇게 탄생한 것이 뇌다. 뇌는 혈액의 생산과 순환, 음식의 소화와 배설, 호르몬의 분비와 조절, 근육의 움직임 등을 조율하고 관리한다. 뇌의 핵심적인 임무와 목표는 무언가를 생각하고 감정을 느끼는 것이 아니라, 신체의 다양한 에너지를 효율적으로 운용함으로써 생명을 잘 유지하는 데에 있다.●

● 『이토록 뜻밖의 뇌과학』, 리사 펠드먼 배럿 지음, 변지영 옮김, 더퀘스트, 2021.

몸과 마음을 좌우하는 호르몬

생존을 위한 뇌의 핵심적인 기능을 바꿔 말하면 신체의 항상성 유지다. 이를 위해 뇌는 호르몬을 주로 사용한다. 호르몬은 뇌에 있는 시상하부와 뇌하수체, 목에 있는 갑상선, 신장 위에 있는 부신, 생식기의 난소와 고환 등에서 만들어져 혈액을 타고 필요한 조직으로 전달되는 일종의 신경전달물질이다.

인간에게 일어나는 대부분의 현상은 호르몬에 의해 좌우된다. 아침이 오면 잠에서 깨어 하루를 시작하고 밤이 되면 잠드는 것, 공복감을 느끼면 먹을 것을 찾고 포만감으로 안정을 느끼며, 성장과 생식을 하고 유대감과 소유욕, 성취욕을 느끼는 것뿐 아니라 기분과 성격, 성향에 이르기까지 신체 대부분의 기능에는 호르몬이 연관되어 있다.

호르몬은 생성뿐 아니라 적정한 양을 유지하는 것도 매우 중요하다. 필요 이상으로 생성되거나 지나치게 부족한 경우 그와 관련된 신체 및 정신 활동에 다양한 문제가 발생할 수 있다. 현대인의 삶에 깊게 스며든 우울증이나 공황장애 같은 질환은 세로토닌이나 스트레스 호르몬인 코르티솔 생성량의 저하로 발생한다. 중추신경계과 위장관에서 분비된 세로토닌은 다른 신경세포로 전달되는데, 이때 다른 신경세포로 전달되지 않고 남은 세로토닌은 본래의 신경세포로 재흡수된다. 재흡수된 세로토닌이 많을수록 체내의 세로토닌이 줄면서 기분이 가라앉거나 재미와 의욕이 현저히 감소한다. 이때 코르티솔 생성량이 심각하게 저하되면 불안, 공황장애 등의 문제가 나타날 수 있다. 누군가의 우울증이 그의 사고방식이나 성격, 의지력과 관련된 문제가 아니라는 점을 인지해야 하는 대목이다.

참고로 양의학에서 많은 우울증 환자에게 처방하는 '선택적세로토닌재흡수억제제SSRI'는 세로토닌의 재흡수를 억제함으로써 세로토닌 수치의 저하를 막는 약이다. 반면 한의학에서는 우울증 치료를 위해 신경전달물질이나 호르몬을 인위적으로 조절하는 약을 쓰지 않고, 각 환자의 체액 순환 불균형을 해소해 환자의 몸에서 스스로 호르몬이 생성될 수 있도록 유도하는 치료를 한다. 이때 수면의 질을 높여야 하고, 뇌의 과열을 효율적으로 식히며, 부비동의 기능을 원활히 해야 한다. 나아가 환자의 생활습관을 꼼꼼히 체크해 필요에 따라 교정 치료도 병행한다. 단기간에 호르몬 수치를 인위적으로 조정하는 것이 아니라 호르몬의 생성과 유지 능력을 회복시켜야 근본적인 치료가 가능하기 때문이다. 치료 초기에는 효과가 더디게 나타나는 것처럼 보일 수 있지만, 몸의 순환 불균형이 해소되면서 스스로 호르몬을 생성하게 될 즈음에는 양약에 의존했을 때보다 훨씬 빠른 치료 효과를 볼 수 있을 뿐 아니라 약을 복용하지 않고도 건강하게 지낼 수 있다.

호르몬과 자율신경을 조절하는 시상하부

앞서 호르몬은 뇌의 시상하부와 뇌하수체, 부신, 장 등에서 만들어지는 신경전달물질이라고 설명했다. 그중 시상하부는 모든 호르몬을 조절하는 관제탑과 같은 기관인데, 자율신경, 체온, 수분, 섭식, 감정과 행동, 면역 등 몸의 모든 대사를 조절한다. 한마디로 생명 유지를 관장하는 최고 기관이다.

1. 자율신경 조절

앞 시상하부는 부교감신경을 흥분시키거나 교감신경을 억제하며, 뒤 시상하부는 교감신경을 흥분시키거나 부교감신경을 억제시켜 자율신경을 조절한다.

2. 체온 조절

앞 시상하부는 혈액의 온도 상승에 민감하게 반응해 체온을 낮추며, 뒤 시상하부는 혈액의 온도 저하에 민감하게 반응해 체온을 높인다.

3. 뇌하수체 조절

뇌하수체는 몸의 다양한 호르몬을 만드는 기관이다. 시상하부는 이러한 뇌하수체를 조절함으로써 호르몬을 관리한다. 시상하부에서 조절하는 뇌하수체 호르몬으로는 부신피질 자극 호르몬, 갑상선 자극 호르몬, 성선 자극 호르몬, 성장 호르몬, 멜라닌 자극 호르몬, 프로락틴, 향이뇨 호르몬, 옥시토신 등이 있다.

4. 음식물 섭취 조절

복내측핵에는 포만중추가 있어 그곳이 손상되면 음식물 섭취량이 증가해 과식과 폭식이 발생한다. 반면 외측 시상하부에는 식욕중추가 있어 그곳이 손상될 경우 음식물 섭취량이 감소해 거식증이 발생한다.

5. 수분 조절

안쪽 시상하부에는 음수중추가 있다. 이 중추가 손상될 경우 계속해서 물을 마시게 되지만 갈증은 사라지지 않는다.

6. 정서와 행동 관련 증후 조절

시상하부는 정서와 연관된 신체적 증상도 조절한다. 이는 자율신경과도 관련이 있다. 혈압, 심장박동, 얼굴의 홍조나 창백해짐, 땀의 분비, 동공의 확장, 입 마름 등과 같은 증상이 이에 해당한다. 동물은 시상하부의 뒤쪽을 자극하면 분노를 표출하는데, 정상 상태에서는 대뇌피질이 분노를 표출하려는 시상하부의 활동을 억제하고 있다.

수면과 회복력

호르몬은 대부분 밤에 생성되는데, 대표적인 것이 성장 호르몬이다. 잠을 잘 자야 키가 잘 큰다는 것은 이러한 이유에서다. 어린 시절 신체의 성장과 발달에 관여하는 성장호르몬은 성인이 된 후에도 어느 정도 생성된다. 주로 몸을 회복시키는 일에 쓰인다는 점에서 성장기 때와는 다소 차이가 있다. 이는 그 역할이 바뀐다기보다 나이 든 이후 몸을 회복시키는 과정에서 뼈와 근육, 피부 조직의 생성에 성장 호르몬이 쓰인다는 의미이다. 문제는 나이가 들어감에 따라 성장 호르몬의 생성량이 줄어드는데, 수면의 질이 나빠지면 성장 호르몬 생성 활동이 더욱 위축되어 회복력이 크게 저하된다는 사실이다.

가벼운 증상의 환자들은 대개 치료 후 잠을 충분히 자고 난 다음 날이면 상태가 상당히 호전된다. 또한 매일 질 좋은 수면을 충분히 취하는 사람이라면 나이를 불문하고 신체 회복력이 좋다. 한의원에 왔던 60대 여성 환자는 갱년기가 훨씬 지났음에도 하루 7~8시간 정도의 건강한 수면을 유지하고 있었다. 그녀는 퇴행성 관절염으로 손가락 마디의 통증을 호소했는데, 몇 차례의 침 치료만으로 통증이 사라지고 관절염이 치료되었다. 한약 처방을 병행하며 오랜 기간 침 치료를 받던 같은 나이대의 환자들과 비교되는 사례다.

그러나 안타깝게도 중년 혹은 노년의 많은 사람에게는 수면 문제가 있으며, 이는 단순히 수면 시간이 적은 경우부터 심한 불면증, 야간뇨(잠자는 동안 소변을 보기 위해 일어나는 증상), 새벽 각성, 재입면 장애(잠에서 깬 뒤 다시 잠들기 어려운 증상)와 같은 수면 장애에 이르기까지 그 유형도 매우 다양하다. 그런데 이중에서 야간뇨가 수면장애로 인한 증상일 수도 있음을 아는 사람은 많지 않다. 성인의 경우 낮 동안 5회 내외로 소변을 보고, 밤에 잠들어 있는 동안에는 요의를 느끼지 않는 것이 정상이다. 밤에 잘 때는 왜 요의를 느끼지 않는 것일까? 밤에 잘 때 뇌하수체에서 항이뇨 호르몬이 분비되기 때문이다. 항이뇨 호르몬은 말 그대로 신장에서 더 이상 소변을 만들지 않도록 하는 호르몬으로 잠에서 깨지 않고 수면을 유지할 수 있도록 기능한다.

그런데 적지 않은 중년 혹은 노년의 사람들이 야간뇨 증상을 호소한다. 이 경우 대부분 방광이나 요도, 남자의 경우 전립선 문제를 떠올리기 쉬운데, 야간뇨는 수면장애로 항이뇨 호르몬의 분비가 원활하지 않을 때 발생한다. 따라서 야간뇨 증상을 치료하려면 수면의 질을 높여야 한다. 수면의 질이 높으면 자는 동안 항이뇨 호르몬이 잘 분비되고 특정 질환 등 다른 원인이 아닌 경우 대부분의 야간뇨가 사라진다.

이처럼 수면의 질 때문에 회복력이 저하된 환자는 수면의 질을 좋게 하는 치료를 우선순위에 둔다. 특히 정신과 질환, 피부과 질환, 퇴행성 질환의 원인으로는 수면의 질 저하가 매우 큰 영향을 미치므로 수면의 질을 높이는 치료를 우선해야 한다.

수면의 질이 건강을 좌우한다

몸이 깨어 있는 동안에는 근육뿐 아니라 음식을 소화시키고 배설하는 일에도 많은 양의 혈액이 공급된다. 반면 자는 동안에는 근육에 보내던 많은 양의 혈액이 간으로 돌아와 충전된다. 이때 간은 노폐물을 해독하고 몸에 필요한 단백질 및 효소를 만드는 등 재생에 힘쓴다. 수면은 방전된 배터리를 충전시키는 것처럼 몸의 에너지를 충전시킨다.

앞서 건강을 해치는 진짜 스트레스는 수면 박탈이라고 했다. 똑같은 문제도 수면의 질이 좋은 사람에게는 스트레스가 되지 않지만, 수면을 잘 취하지 못하거나 수면의 질이 나쁜 사람에게는 엄청난 스트레스가 될 수 있다. 바꿔 말하면 유독 스트레스를 잘 받거나 스트레스에 취약한 사람은 수면의 질이 나쁘다고 볼 수 있다.

수면 시간이 부족하거나 질이 떨어지면 뇌에 여러 가지 문제가 생긴다. 인간의 대뇌는 엄청난 양의 정보를 처리하고, 그만큼 많은 에너지를 사용한다. 끊임없이 작동하는 고성능 컴퓨터도 과부하를 막기 위해 기계를 식혀야 하듯 뇌 역시 열을 식히는 시스템이 필요한데, 이때 수면이 뇌의 핵심적인 냉각장치 역할을 하는 것이다. 수면 중에 나오는 뇌척수액은 과열된 뇌를 식힐 뿐 아니라 문제가 있는 신경세포를 수선하고 가지치기하며 재건하기도 한다.

또한 뇌는 자는 동안 낮에 경험했던 단기기억 정보를 장기기억 장치로 옮기고, 꿈을 꾸며 정신적 스트레스를 해소한다. 수면의 질에 문제가 생기면 이러한 일을 정상적으로 처리하지 못하면서 기억력 저하를 일으키고 견딜 수 있는 스트레스의 강도도 낮아진다.

좋은 컨디션과 건강한 신체 및 정신을 유지하려면 잠을 잘 자야 한다. 나는 환자들에게 밤에는 8시간 정도의 수면을 취하라고 권하는데, 늦어도 11시에는 잠자리에 들라고 한다. 성인이 꼬박꼬박 하루 8시간을 자기란 쉽지 않다. 잠을 충분히 자는 것을 게으른 것으로 치부하고, 자는 시간을 줄여가면서 일하는 것을 높이 평가하는 한국 사회에서는 더욱 그렇다. 이는 수면에 대한 정확한 이해가 부족한 탓이다. 효율적으로 일하고 싶다면 밤에 질 좋은 수면을 충분히 취해야 한다. 모두의 건강을 위해 밤에 질 좋은 수면을 취할 수 있는 사회적인 환경의 변화와 인식의 개선이 이루어지기를 바란다.

수면은 면역력이다

피부염에 시달리던 환자 I는 신경안정제를 복용하고 있으면서도 잠은 문제없이 잘 자고 있다고 말했다. 그러나 중추신경계에 작용해 잠을 자게 하는 정신과 약물은 건강한 수면 상태를 만들지 못한다. 뇌가 신호 전달을 제대로 하지 못하고 멍한 상태로 만들어 잠을 잔다고 착각하게 할 뿐이다. 거듭 강조하지만, 수면의 질이 저하되면 근육의 컨디션과 신체 회복력 및 면역력, 집중력과 기억력, 감정조절 능력과 스트레스 대응력이 저하된다. 정신과 약물을 오래 복용하는 환자가 불안을 훨씬 심하게 느끼는 이유도 이 때문이다.

알코올도 마찬가지다. 술에 취하면 몸이 피곤하고 잠이 쏟아져 숙면했다고 생각하기 쉽지만, 실제로는 잠에서 자주 깨게 만들어 수면의 질을 떨어뜨린다. 기억 능력이 떨어져 자신이 자다

깬 사실을 기억하지 못할 뿐이다. 알코올 중독자나 정신과 약물 장기 복용 환자의 치매 발병 위험률이 비교적 높다는 점은 많은 것을 시사한다.

환자 I는 오랜 기간 건강한 수면이 주는 혜택을 누리지 못한 채 살고 있었다. 체력이 좋지 않은 상태에서 사업체까지 운영하며 고된 하루를 이어왔다. 그런 그녀에게 하루를 버티게 해준 것은 커피였다. 커피가 자신을 더 초조하고 불안하게 만든다는 것을 눈치채지 못한 채 하루 세 잔 이상의 커피를 마시며 피곤을 쫓고 있었다.

환자 I에게 커피를 끊도록 하고 한약을 처방한 뒤 매일 복용하던 신경안정제를 하루 건너 한 번씩 복용하게 했다. 첫 한 달 동안 환자 I는 매우 힘들어했다. 신경안정제를 복용하지 않은 날은 당연히 잠을 못 잤는데, 어떤 날은 아침 6시까지도 잠을 이루지 못해 하루를 새다시피 하고 일을 시작했다. 간신히 자정에 잠든 날도 새벽 2~3시면 깨서 두 시간가량 뒤척이고는 했다. 아침마다 온몸이 두들겨 맞은 것처럼 아팠고 정신은 공중에 뜬 것처럼 불안했다. 내 팔이 내 팔 같지 않은 느낌 때문에 차를 운전하기가 두려울 정도였다.

그러나 환자 I의 의지는 대단했다. 신경안정제 복용을 단계별로 조금씩 줄여나갔고 치료를 시작한 지 한 달이 되던 날에는 신경안정제를 먹지 않고도 어느 정도 잠을 잘 수 있게 됐다. 물꼬가 트인 것이다. 그 한 달은 환자 I에게도 나에게도 길고 긴 시간이었다. "원장님! 어제는 약을 안 먹고도 잠을 잤어요!" 환자 I의 말에 너무 감격스러워 눈물이 고였다. 그간 힘들었을 환자 I의 고통이 느껴짐과 동시에 그럼에도 불구하고 끝까지 치료 방법을 따라준 의지가 고마웠다. 이후 환자 I는 지속적으로 신경안정제를 줄여나갔고, 치료 두 달 반 만에 신경안정제를 완전히 끊고 잠을 잘 잘 수 있게 되었다.

오랫동안 잠을 자지 않으면 어떻게 될까?

1963년 말, 미국의 십대인 랜디 가드너와 브루스 맥알리스터는 한 과학 프로젝트에 참여하기로 했다. 그들이 생각한 프로젝트 주제는 잠을 자지 않고 얼마나 버틸 수 있는지, 그동안 신체에 어떤 변화가 나타나는지를 관찰하는 것이었다. 동전 던지기를 통해 랜디가 피실험자로 결정됐고, 그에 따라 브루스가 랜디를 감시하며 상태를 관찰하기로 했다. 랜디가 잠을 자지 않은 지 이틀이 지나자 그의 눈은 초점이 흐려졌고 발음은 어눌해졌다. 셋째 날부터는 감정의 변화가 심해졌으며 환각을 보기도 했다. 랜디에게 왜 이러한 변화가 생겼을까?

앞서 강조했듯 뇌가 정상적으로 작동하기 위해서는 충분한 수면이 필요하다. 잠자는 동안 뇌척수액은 뇌를 씻어줌으로써 뇌의 열을 식힌다. 또한 뇌가 사용한 에너지 부산물 처리, 고장 난 신경세포 수리, 불필요한 시냅스 제거, 단기기억의 장기기억화, 스트레스 해소 등 다음 날 정상적인 뇌 활동을 위한 다양한 작용이 일어난다. 조현병 환자에게서 공통으로 나타나는 환각이나 환청은 불필요한 시냅스 제거나 정리가 이루어지지 않은 상태에서 발현된다. 건강했던 랜디의 수면이 며칠 간 박탈되자 그와 같은 현상이 일어났다는 것은 수면이 정신 건강에 얼마나 지대한 역할을 하는지 명확히 보여준다. 랜디는 오랜 시간 잠을 자지 않음으로써 호르몬 분비에도 여러 가지 문제가 발생했을 것이고 정신 건강뿐 아니라 신체 건강에도 심각한 손상을 입었을 것이다. 실제로 잠을 한숨도 자지 않다가 13일째 되는 날 사망한 사람도 있었다. •

결국 랜디는 264.4시간(11일)에 걸쳐 잠을 자지 않는 대기록을 세우며 기네스북에 올랐다. 그는 뇌파 검사를 마친 뒤 곧바로 잠들어 약 14시간 동안 잤다. 랜디는 실험 이후 정상적으로 일상생활에 복귀했음을 밝히며 다시 한번 화제에 올랐다. 사람들은

• 『우리는 왜 잠을 자야 할까』, 매슈 워커 지음, 이한음 옮김, 사람의집, 2019.

랜디가 잠을 자지 않는 동안에는 환각이나 환청, 인지 기능 저하 등 심각한 신체 변화를 겪었지만 충분한 수면을 통해 모든 기능을 회복했다고 생각했다.

그러나 추가 연구를 통해 랜디가 잠을 자지 않는 동안 그의 뇌 일부는 잠든 상태였다는 사실이 밝혀졌다. 몸이 깨어 있는 동안 뇌가 정상적으로 활동하지 않은 것이다. 게다가 랜디는 오랜 시간이 지나 70세가 된 현재까지도 해당 실험으로 불면증을 포함한 여러 심각한 부작용에 시달리고 있음을 고백했다. 실제로 많은 전문가는 랜디의 실험이 매우 위험하며 심한 경우 사망에 이를 수도 있음을 경고했다. 기네스북에서 더 이상 랜디의 기록에 대한 도전자를 받아들이지 않는 것 역시 수면 박탈이 인체에 가져오는 위험이 매우 치명적임을 인정했기 때문이다. •

• 「Man who didn't sleep for a record 264 hours suffered from crippling effects for years after」, Chloe Rowland, 〈UNILAD〉, Dec. 29. 2023.

밤에 자는 동안에는 낮 동안 근육으로 보내던 많은 양의 혈액이 간으로 돌아와 충전된다. 이때 간은 노폐물을 해독하고 몸에 필요한 단백질 및 효소를 만드는 등 재생에 힘쓴다. 수면은 방전된 배터리를 충전시키는 것처럼 몸의 에너지를 충전시킨다.

4장

코호흡, 뇌의 열을 식히다

뇌는 열받고 있다

티베트 의학을 배우고 돌아온 뒤 본격적으로 뇌과학을 공부할 때였다. '박문호 박사의 특별한 뇌과학'이라는 제목의 강의를 듣기 위해 한 대학교 캠퍼스를 방문했다. 중간 휴식한 번을 제외하고 네 시간 동안 진행되는 박문호 박사님의 강의는 지루할 틈이 없었다. 박문호 박사님은 다양한 논문을 취합해 강의하셨는데 최신 논문 정보를 접한다는 것도 의미가 있었지만, 기초를 탄탄하게 잡아가면서 풀어내는 강의가 특히 매력적이었다. 그렇게 박문호 박사님 강의를 토대로 뇌과학을 공부하던 어느 날 『호흡의 기술』(제임스 네스터 지음, 북트리거)이라는 책을 만났다. 그 책에는 저자와 다른 한 명이 코를 실리콘으로 막고 입호흡을 하며 지내는 열흘 동안 몸에 나타난 변화를 기록한 내용이 있었다. 그 결과 코를 막은 지 하루 만에 코골이가 크게 늘고 날이 갈수록 잠을 못 이루면서 야간뇨, 혈압 상승, 맥박 상승, 체온 저하, 우울감, 공황장애에 가까운 증상까지 일어났다. 코를 통한 호흡이 우리 몸의 여러 건강 상태와 밀접하게 연결되어 있음을 몸소 입증한 것이다.

'아, 코호흡이었구나!' 예전에는 호흡이라고 하면 호흡의 속도나 복식 호흡인지 흉식 호흡인지를 중요하게 생각하고 횡격막의 움직임이 바른지만 살폈는데, 이 책을 접한 뒤 코호흡에 주목하게 된 것이다. 실제로 코호흡은 뇌의 건강과 직결되어 있었고 관련된 모든 영역에 영향을 미쳤다. 다양한 시도에도 불구하고 치료가 제대로 되지 않아 큰 과제로 남아 있던 환자들은 모두 코호흡이 망가진 지 오래였다. 20여 년 동안 진료를 하며 켜켜이 쌓아왔던 수많은 경험이 하나로 꿰어지는 순간이었다.

그런데 뇌를 포함한 여러 기관의 건강과 호흡은 어떤 연관이 있는 것일까? 영국 케임브리지대학과 MRC 분자생물학연구소 등 다기관 연구팀이 20~40세 실험자 40명을 대상으로 하루 세 번에 걸쳐 뇌 내부 온도를 측정해 발표했다(4~5쪽 그림 1~3 참조). 그 결과 평균 뇌 온도는 38.5도로 평균 체온인 36.5도에 비해 2도 정도 높았다. 그리고 뇌 중심부 온도는 40도에 다다랐다. 수술하지 않고 뇌 내부 온도를 측정하고자 하는 시도는 오래전부터 있어왔다. 기술이 충분히 발달하지 않았던 과거의 상당수 실험에서는 뇌 온도가 체온과 비슷하게 측정되거나, 때로는 체온보다 낮다는 연구 결과도 있었다. 심각한 뇌 병변으로 뇌 수술을 한 환자들의 뇌 온도가 높은 경우가 많았는데, 뇌 손상으로 인한 염증 반응이라고 생각했다. 그러나 이 실험을 통해 일반인의 뇌 내부 온도 역시 체온보다 높다는 사실이 밝혀진 것이다(4쪽 그림 1 참조).

실험 결과 뇌 온도는 밤의 후반부에 가장 낮고 아침과 오후 중에 높았으며, 뇌의 중심부에 가까울수록 높은 것으로 나타났다. 특히 남성보다 여성의 뇌 내부 온도가 조금 더 높게 나타났고 생리 기간에는 더욱 높았다. 이는 여성이 남성에 비해 생리 등에 따른 호르몬의 영향을 더 많이 받기 때문에 나타난 결과일 것이다(4쪽 그림 2 참조).

또한 뇌 내부 온도는 아침이나 오후에 가장 높고, 밤이 되면 낮아졌다. 이러한 편차는 나이가 들수록 줄어들었는데, 40대는 하루 중 뇌 내부 온도 차이가 20대에 비해 적었다. 쉽게 말해 나이가 들면 밤에 뇌가 덜 식는다는 의미다. 또한 40대의 뇌 내부 온도는 20대에 비해 0.6도 상승한 것으로 나타났다(5쪽 그림 3 참조).

일상에서 화가 났을 때 흔히 하는 표현으로는 '열 받는다', '화가 치밀어 오른다' 등이 있다. 이는 과학적으로 뇌 내부 온도를 측정하기 전에 뇌에서 열이 많이 발생하고 있다는 사실을 직감한 결과인지도 모르겠다. 많은 사람이 열대야에 수면을 취하지 못한다. 좋은 수면을 이루려면 신체 내부 온도가 떨어져야 한다는 것이 의학계의 정설인데, 여기서 말하는 신체 내부 온도는 사실상 뇌의 온도를 말하는 것임을 알 수 있다. 즉 밤이 되어도 뇌의 열이 식지 않으면 질 좋은 수면을 취하지 못한다. 앞서 소개했던 『호흡의 기술』의 저자가 코를 막고 시행한 실험에서 수면을 제대로 취하지 못한 것이나, 코감기가 심하게 걸린 경우 수면을 제대로 취하지 못하는 것은 뇌의 온도가 낮아지지 않았기 때문에 발생하는 증상이다.

뇌의 열을 식히는 부비동

우리는 숨을 쉰다. 그런데 바른 숨을 쉬며 사는 사람은 많지 않다. 바른 숨이란 무엇일까? 코를 통해 부비동으로 공기 순환을 만드는 호흡이다. 부비동은 콧구멍과 연결된 얼굴 뼈 안의 빈 공간이다. 전두동, 사골동, 상악동, 접형동으로 이루어져 있다(6쪽 그림 4 참조).

코로 숨을 들이쉬면 들어온 공기가 비강을 지나 동굴 같은 부비동을 순환한 뒤 기관지를 타고 폐로 들어간다. 부비동은 공기의 온도와 습도를 조절하면서 먼지나 이물질을 거르는 역할을 한다고 알려져 있다. 아직 밝혀지지 않았지만 내가 포착한 부비동의 핵심적인 역할은 공기 순환을 통해 인체의 데이터센터인 뇌에서 발생하는 열을 식히는 데 있다. 그렇다면 부비동이 뇌의 열을 식히는 작용을 제대로 하지 못하면 어떤 일이 발생할까?

첫째, 수면의 질이 나빠진다. 앞서 설명했듯 부비동의 기능 저하로 뇌의 열을 식히지 못하면 수면을 취하기가 어려워지고 수면의 질도 나빠진다. 둘째, 호르몬 생성 기능에 이상이 생긴다. 뇌 중에서도 온도가 가장 높은 곳은 시상하부다. 뇌의 열을 식히는 기능이 원활하지 않으면 제일 먼저 시상하부 기능에 이상이 생기고 결국 호르몬 생성에도 큰 타격을 입게 된다. 호르몬 기능에 이상이 생기면 성장기의 성장 부진, 야간뇨, 주의력결핍 과잉행동장애ADHD, 생리통, 생리량 과다, 만성피로, 공황장애, 우울증, 갑상선 이상, 갱년기 장애 등의 문제가 야기된다. 셋째, 체온 센서에 이상이 생긴다. 갱년기에 외부 온도와 상관없이 몸에서 열이 올라 덥다고 느끼는 것은 시상하부의 온도 센서 기능에 이상이 왔기 때문이다. 간혹 갱년기 여성이 열감을 느끼는 것과 반대로 증상이 나타나기도 한다. 환자 J는 60대 중반 남성으로 오랜 당뇨병 환자였다. 그는 팔다리가 시려 한여름에도 반소매 티셔츠나 반바지를 입지 못했다. 진료를 통해 얼굴 골격이 갸름해서 원래 부비동이 작았는데, 직장생활 중 과도한 음주로 살이 많이 쪘고, 그로 인해 코골이가 심해졌음을 알게 되었다. 부비동의 기능 저하로 뇌의 열을 식히지 못하면서 체온 센서에 이상이 생긴 것이다. 넷째, 체력이 약하다. 체력이 좋다는 것은 근육뿐 아니라 내부 장기와 이들에게 명령을 내리는 뇌 역시 활기차게 일한다는 것이다. 뇌가 열심히 활동한다는 것은 뇌에 열이 많이 발생하는 것이므로, 이 과정이 순조롭게 진행되려면 뇌의 열을 식히는 작용 역시 원활해야 한다. 거꾸로 말하면 뇌가 열을 식히지 못하면 체력이 좋을 수 없다는 의미다. 다섯째, 몸이 긴장하게 된다. 이전까지 내가 치료에 주력했던 환자들에게서는 모두 과긴장증후군이 나타났다. 그들이 과긴장하는 원인은 부비동이 뇌의 열을 식히지 못함으로써 뇌(특히 시상하부)에 비상이 걸리고, 그 때문에 뇌가 몸을 더욱 긴장 상태로 내몰았던 데 있었다. 그 밖에도 자율신경 균형, 식욕 조절, 감정 조절, 면역력에도 악영향을 미치게 된다.

이처럼 코호흡을 통해 뇌의 열을 식혀야 하며, 그 과정에서 부비동이 온전하게 기능하는 것은 무엇보다 중요하다. 그런데 생각보다 많은 사람이 입으로 숨을 쉰다. 이 대목에서 '나는 아닌데……'라고 자신하는 사람이 많을 것이다. 하지만 입호흡이라고 해서 입을 크게 벌리고 공기를 크게 들이마시는 것만을 뜻하지는 않는다. 지금 당신의 입술이 약간이라도 벌어져 있다면, 그 자체가 입호흡이다. 집중하다 보면 입이 살짝 벌어지는 것은 자연스러운 현상 아니냐고 묻는다면, 중력에 의한 자연스러운 현상은 맞지만 건강에 유익한 현상은 아니라고 답하겠다.

뼈가 성장하는 시기에 코호흡을 제대로 하면 두개골이 정상적으로 자라 턱도 U 자형으로 넓게 자란다. 그러나 입을 자주 벌리고 있어 입호흡이 많아지면 두개골이 잘 성장하지 못하고 얼굴이 좁고 길게 자란다. 얼굴 폭이 좁아지면 턱이 좁아 치아가 제대로 나올 공간이 부족해져 치열이 삐뚤삐뚤해진다. 흔히 '아데노이드형 얼굴'이라고 부르는 그것이다. 이 경우 얼굴이 좁아지면서 부비동 역시 작게 발달하는데, 이는 입호흡이 편해지는 방향으로 성장하는 악순환을 가져온다. 이런 사람은 성인이 되어서도 체력이 좋을 수가 없다. 또한 부비동이 작아 뇌의 열을 식히는 효율이 떨어지고 그로 인해 뇌 활성이 낮을 수밖에 없다. 호르몬 생성 활동도 저조하기 쉬운데, 그 때문에 키가 충분히 자라지 못하거나 체력이 약한 편이고, 쉽게 긴장하며 공황장애나 우울증이 잘 오는 편이다.

코를 곤다는 것은 잘 때 입호흡을 하는 것이다. 젊어서는 코를 골지 않다가 나이가 들어 뼈와 근육이 소실되면서 코를 골게 되는데, 이러한 과정은 노화를 이끄는 핵심 요인이 된다. 코를 골지 않더라도 입호흡을 하면 마찬가지다. 젊은 시절부터 부비동이 제대로 기능하지 않아 코를 골거나 입호흡을 많이 해온 사람은 그렇지 않은 사람에 비해 노화 또한 빠르게 진행된다.

코호흡의 위력

코호흡이 뇌에 미치는 영향에 대해 알게 된 뒤, 허리디스크 수술 이후 다리 저림이 심했던 환자, 근력이 잘 회복되지 않았던 환자, 안면신경마비 후유증에서 벗어나지 못했던 환자 등 몇몇이 떠올랐다. 그들 중에는 회복을 돕기 위해 한약을 처방했음에도 기대 이상의 효과를 보지 못해 안타까웠던 환자도 있었다. 그들 모두 코골이가 오래됐고 심했다는 것을 뒤늦게 알게 되었다.

오래전에 내원했던 환자 K는 외출만 하려고 하면 공황장애 증상이 살짝 나타나는 등 불안과 조급함을 안고 살았다. 그래서 긴장을 완화하는 약을 처방했는데 증상이 크게 나아지지 않았다. 환자 K가 20년 동안 냄새를 맡지 못했다는 것을 뒤늦게 알게 되었다. 부비동의 기능이 심하게 위축되어 있었던 것이다. 하지만 당시는 호흡과 부비동의 핵심 기능과 중요성을 알기 전이어서 제대로 치료하지 못했다. 지금 생각해보니 그 환자야말로 호흡을 교정하고 뇌의 열을 식히고 부비동 상태를 호전시키는 치료를 했더라면 훨씬 더 도움이 되었을 것이다.

30세 남성 환자 L은 하루에 100번 가까이 트림을 했고, 식사후에는 30분 이상 휴식을 취해야 할 만큼 소화력이 약했다. 그는 중학생 때부터 이어져온 소화불량과 역류성 식도염을 치료하기 위해 전국의 유명하다는 한의원을 찾아다니며 한약 처방을 받았지만, 잠깐 호전을 보이다가도 원래대로 돌아오는 상태를 반복했다. 환자 L이 진료실에 들어왔을 때, 제일 먼저 눈에 띈 것은 무의식중에 벌어지는 입이었다. 평소 입호흡을 하고 있음이 분명했다. 설상가상 그의 부모는 건강을 위해 아들에게 마라톤을 시켰는데, 그 과정에서 더욱 입으로 숨을 쉬게 되었고 소화 상태는 더욱 나빠졌다. 나는 환자 L이 입호흡으로 인해 위장의 온도가 내려가고 점막의 상태가 나빠져 소화불량이 심해졌고, 입으로 들어온 과다한 공기 때문에 쉴 새 없이 트림을 한다고 판단했다. 바로 호흡 교정을 했고 위장 온도를 높여주는 한약을 처방했다. 이로써 환자 L은 소화 상태도 개선되었고 트림 또한 하루에 다섯 번 이하로 줄어들었다.

나는 어렸을 때부터 두피가 예민해서 염증이 자주 났다. 가끔 원인을 알 수 없는 두드러기가 올라왔고, 어떤 종류의 피부염에는 특히 취약했다. 이후 한동안 괜찮았는데 2년 전 갑자기 밤만 되면 자다가 두드러기가 올라와 가려워서 잠을 설쳤다. 그때 부비동 기능이 매우 안 좋았던 것이다. 당시 열 내리는 한약을 처방해서 먹고 두드러기는 사라졌지만 예민한 두피는 여전했다. 코호흡을 알고 난 이후 의식적으로 입술을 붙이고 코호흡만 하려고 신경 썼고, 밤에는 입에 수면테이프(수면 시 입이 벌어지지 않게 붙이는 테이프로 인체에 무해한 재질로 제작)를 붙이고 자면서 붉게 달아올랐던 두피가 본연의 색으로 돌아왔다.

70대 환자 M은 밤사이 야간뇨가 여섯 번이나 되었다. 본인의 치아는 모두 빠져서 위아래 틀니를 했고, 청각 저하가 심해 보청기를 착용했다. 주민센터 직원이 건네준 우리 한의원의 수면테이프를 사용하고 나서 야간뇨가 6회에서 3회로 줄어들었다며 찾아오셨다. 다른 치료는 아무것도 받지 않고 수면테이프만 사용했는데, 야간뇨가 세 번으로 준 것이다. 초기 야간뇨 환자나 초기 불면증 환자의 경우는 다른 치료 없이 수면테이프만 사용해도 좋아지는 경우가 비일비재하다.

앞서 모든 질병의 이면에서 '긴장'이라는 단서를 발견했던 경험을 소개했다. 그런데 긴장은 잘못된 입호흡으로 나타나는 여러 증상 중 하나였다. 수족다한증 환자 대부분은 긴장도가 높은데, 그 역시 코호흡이 좋지 않기 때문에 뇌의 열이 잘 식지 않아 뇌가 신체 상태를 심각하게 받아들이면서 몸을 긴장하게 만드는 것이다. '이봐, 긴장해. 호흡이 원활하지 않아서 열이 오르고 있어. 계속 이렇게 오르다가는 큰일 날지 몰라' 하는 식으로 말이다.

과긴장증후군을 전문적으로 치료하면서 지켜본 바에 의하면 사람이 긴장하거나 불안을 느끼는 순간 제일 먼저 흐트러지는 것이 호흡이다. 떠올려보면 불안함을 느낄 때 입호흡이 빨라진다는 것을 알 수 있다. 아플 때도 마찬가지다. 감기에 걸리거나 열이 심하게 오르면 입을 벌린 채 숨을 쉰다. 물론 코감기 환자나 노약자 등 원활한 코호흡이 어려운 경우에는 입으로라도 호흡해야 한다. 그러나 특정 상황을 제외하고 가능한 경우라면 코호흡을 해야 한다.

요즘 텔레비전이나 유튜브를 장시간 시청하는 사람이 많다. 장시간에 걸쳐 콘텐츠를 수동적으로 받아들이는 상황에 몰입하다 보면 의지력이 매우 약해진다. 이때 입이 벌어지기 쉽다. 자기 입이 벌어져 있다는 사실도 모르는 채 말이다. 치매 환자 중에도 입을 벌린 채로 생활하는 사례를 흔히 볼 수 있다. 따라서 나이가 들수록 수동적으로 콘텐츠를 소비하는 습관을 멀리해야 하며, 입을 다물고 코로 호흡하는 연습을 해야 한다. 노래를 하거나 말을 할 때는 피치 못하게 입을 벌려야 하지만, 그 중간에

라도 호흡할 때는 입을 다물어야 한다. 처음에는 부자연스럽고 힘들겠지만 건강을 위해 반드시 훈련해야 한다.

입을 제대로 다물려면 혀를 입천장에 붙이는 게 중요하다. 또한 혀의 바른 위치는 척추의 올바른 자세를 유도한다. 현대인에게 흔한 거북목은 혀가 입천장에 붙어 있지 않고 아래로 내려와 있어 생기는 문제다. 침을 삼켜보면 그 순간 혀가 입천장에 확실하게 붙어 있다. 그 경우 자연스레 입이 다물어지면서 코로 숨을 쉬게 된다. 순간순간 자신의 혀 위치를 점검하면서 입을 다무는 연습을 해보자.

손상된 부비동 기능 회복시키기

부비동염은 축농증의 다른 이름이다. 이비인후과에서는 부비동에 농이 가득 찼을 때에만 부비동염으로 진단을 내리는 경향이 있으나, 실제로는 부비동 점막이 두꺼워져 있거나 미세한 염증이 있는 경우와 같이 검사상으로 나타나지 않는 부비동염도 매우 많다. 코막힘은 부비동염의 가장 흔한 증상이다. 그 밖에도 흔한 증상으로는 후비루, 두통, 후각 저하, 노란 코, 잦은 감기, 가래, 기침, 음성 바뀜 등이 있다.

부비동으로 공기 순환이 잘 되지 않는 환자는 어떻게 치료해야 할까? 부어 있는 비강과 부비동 점막 조직을 물리적으로 넓히거나 잘라내면 치료가 될 거라고 생각할 수도 있다. 실제 양의학에서는 코막힘이 너무 심한 경우 휘어진 비중격을 자르거나 코 내부의 점막층(비갑개)을 자르는 수술을 하기도 한다. 수술하면 당장은 증상이 나아진다. 하지만 대부분 짧으면 몇 개월에서 길면 몇 년 후에 증상이 다시 나타나고 시간이 지날수록 더 심해진다.

30대 중반 남성 환자 S는 초등학교 2학년 때부터 코가 심하게 막혔다. 숨이 깊게 쉬어지지 않는 것은 물론이고, 재채기가 심하고, 머리가 멍하고, 학습 능력이 현저하게 떨어졌다. 본인의 표현을 빌리자면 아예 공부를 할 수 없었다고 한다. 뿐만 아니라 냄새도 못 맡게 되었고, 불면증으로 고생하며, 우울증까지 생겼다. 성인이 된 뒤에 축농증 수술을 했지만 얼마 지나지 않아 증상은 더욱 악화되었다. 이비인후과에 가서 CT 촬영까지 해봤지만 이상이 없다는 소견만 들었다.

환자 S는 매우 예의 바르고 성품이 착해 보였다. 그런데 특이한 것은 체취였다. 첫 진료 때는 이에 대해 묻지 못했다. 이후 몇 번의 진료 이후 조심스럽게 물었다. 환자 S는 후각을 상실해 자신에게서 나는 특이한 냄새를 맡지 못했으나, 지난번 직장에서 같이 일하는 사람들이 그 냄새가 너무 심하다고 하여 일을 그만두게 되었다고 말했다. 매일같이 샤워와 세탁을 열심히 하고, 섬유유연제를 뿌려도 소용없었다고 했다. 환자 S의 부비동은 심각하게 손상된 상태였다.

부비동 치료에 일반적으로 사용하는 한약 처방으로 치료를 시작했다. 한 달쯤 용량을 늘려가며 치료했지만 변화는 없었다. 급기야 조현병 환자에게 쓰는 한약을 처방했다. 설사를 하게 해 복압을 왕창 내려주며 혈액의 열도 내려주는 처방이었다. 그 한약을 일주일간 복용하면서 심하게는 하루 12번까지 설사를 했다. 처음에는 설사가 잦은 것 말고는 특별한 증상이 없었는데, 일주일이 지나자 열이 나고 식은땀이 나고 몸살이 찾아왔다. 일주일은 이 환자에게 필요한 시간이었나 보다.

그러고 나서 냄새를 맡기 시작했다. 물론 아직은 하루에 한두 번 혹은 서너 번 정도만 냄새를 맡기는 하지만, 26년 동안 제 기능을 하지 못했던 후각세포가 다시 일을 시작한 것이다. 환자 S에게 크게 내색하지는 못했지만 이건 어마어마한 일이었다. 또한 특이한 체취가 현저히 줄었다. 그리고 재채기도 사라졌다. 이 환자는 아직도 치료 중이다. 환자 S가 더 좋아지려면 일찍 자야 하는데 그게 되지 않고 있어 안타깝다. 일찍 자야 밤에 성장호르몬이 만들어지고, 그래야만 회복된다고 하지 않았던가. 환자 S가 잘 치료되기를 다시 한번 기원한다.

1700년대 스위스 과학자인 베르누이가 밝혀낸 유체의 흐름과 압력 사이에 존재하는 '베르누이의 법칙'이라는 것이 있다. 이는 유체가 좁은 곳을 빠르게 흐를 때는 압력이 감소하고, 넓은 곳을 느리게 흐를 때는 압력이 증가한다는 이론이다. 이를 바탕으로 생각해보면 코 내부의 점막을 절제함으로써 공기가 통과하는 길을 넓혀주면 당장은 호흡이 원활해져 코막힘 등의 증상이 호전되리라 판단할 수 있다. 그러나 공기가 비강의 좁은 공간을 통과하면서 그 부위의 압력이 낮아지면 부비동 안으로 들어가게 되는데, 비갑개를 잘라 공기가 통과하는 통로의 단면적이 커지면 공기의 속도가 느려지고 압력이 증가해 부비동 내부로 공기가 들어가지 못하게 된다. 그 경우 부비동이 제 역할을 하지 못하면서 신체에 여러 가지 악영향을 미치게 되는 것이다. 물리적으로 공기가 지나다니는 통로를 넓혔을 때 몸이 오히려 더 나빠지는 결과를 초래하는 꼴이다.

　　반면 한의학에서는 부비동염이나 부비동의 기능 저하로 내원하는 환자에게 한약 처방과 추나, 침, 생체전류패치(특정 미네랄 분말을 이용해 인체가 지닌 미세한 생체 전류를 잘 흐르게 도와주는 패치), 코 세척, 수면테이프 등을 통해 치료한다. 형개연교탕이나 탁리소독음, 배농산급탕, 갈근탕, 월비탕, 마행감석탕, 소청룡탕, 쌍패탕, 영감강미신하인탕, 소시호탕, 시호계지탕, 오수

유탕, 대승기탕, 소승기탕 등의 약물은 염증을 치료하고 림프액 순환과 혈액 순환을 증대시켜 분비물을 줄이고 점막 상태를 개선시킨다. 또한 부비동의 기능이 저하되어 뇌의 열을 식히는 작용에 문제가 있는 경우에는 뇌의 열을 식히는 한약을 함께 처방한다.

한의학에서는 체내 열을 가라앉히기 위해 황련, 시호, 황금, 치자, 석고와 같은 약재를 많이 사용한다. 차가운 기운을 지닌 황련은 체내 열을 내릴 뿐 아니라 소염 작용이 뛰어나고, 전체 체액량을 감소시키는 작용을 한다. 열을 내려야 하는 상황에서 체액량을 줄여도 괜찮은 환자에게 사용한다. 시호는 신경 흥분을 가라앉히는 데 뛰어나다. 황금은 소화기관의 염증을 치료할 때 주로 사용한다. 치자는 안면 홍조에 대표적으로 쓰이고, 피부염 치료에도 탁월하다. 석고도 열을 내리고 신장을 통해 소변 생성량을 늘리며 신경 흥분을 가라앉히는 작용을 한다.

그리고 앞서 설명한 수면테이프야말로 부비동 치료에서 빠질 수 없다. 코로 숨을 쉬어야 코호흡이 활성화되는데, 입을 벌리고 있으면 자각하지는 못하더라도 순식간에 입호흡이 된다. 입호흡은 코호흡의 효율성을 현저히 떨어뜨리고, 기도의 구조를 변형시켜 코가 막히지 않아도 입으로 호흡하게 되는 결과를 낳는다. 잠이 들면 중력의 영향으로 모든 사람의 입은 벌어진다.

사람에 따라 차이는 있을 수 있지만 밤새도록 입을 다물고 자는 것은 불가능하다. 그래서 자는 동안 입호흡을 막고 코호흡을 하도록 수면테이프를 사용해야 하는 것이다.

열이 식어야 제대로 작동하는 뇌

대학 선배이자 50대 초반 한의사인 환자 N에게 2022년 8월 즈음 연락이 왔다. 그는 평소 앓던 목디스크가 심해져 정형외과에서 수술을 받은 뒤 하반신이 마비된 상태였다. 수술이 잘못된 건 아니었지만 알 수 없는 이유로 발가락 하나조차 움직이지 못했고, 배변 활동도 스스로 통제하지 못했다. 게다가 거의 한 달 동안 누워 있으면서 극심한 항문 통증으로 고생하고 있었다. 그는 내가 '미골 추나'를 한다는 사실을 떠올렸고 항문 통증 치료를 부탁했다.

흔히 꼬리뼈라고 불리는 '미골'은 꼬리가 사라진 영장류의 척추 끝에 남아 있는 기관이다. 척추의 가장 아랫부분에 천추에서 이어지는 몇 개의 뼈로 이루어져 있다. 서거나 앉아 있을 때 다른 뼈와 함께 몸의 무게를 받치는 역할을 한다. 미골 추나는 주로 골반통증중후군 환자에게 시행하는데, 수술 장갑을 끼고 항문을 통해 손가락을 넣어 미골과 그 주변 및 골반 바닥 근육을 직접 자극해 골반 속의 긴장된 근육을 이완시켜주는 치료법이다.

환자 N이 입원한 천안의 병원으로 찾아갔다. 그리고 미골 추나 요법을 시행했다. 미골 추나가 끝난 뒤 그의 하반신이 마비된 이유를 찾기 위해 여러 가지 질문을 했다. 그런데 그에게서 뜻밖의 이야기가 나왔다. 아주 어렸을 때부터 코를 골았다는 것이다. 나는 그를 치료하기 위해 수면테이프를 건네고, 근육을 회복시키는 한약에 뇌의 열을 식히는 약을 더해 처방했다. 이후 그의 호흡도 조금씩 바르게 자리 잡아갔고 코골이도 상당히 줄어들었다.

한 달 뒤 환자 N으로부터 동영상 메시지가 왔다. 스스로 다리를 움직이는 모습이 담겨 있었다. 한 달이 더 지나서는 발을 들었다 내렸다 하며 움직였고, 이후 보행이 가능해졌다. 8개월이 지난 2023년 4월 초에는 드디어 본인의 한의원으로 복귀했다. 일상으로 돌아오기까지 그의 눈물 나는 노력이 여럿 있었겠지만, 그 과정 중에 코호흡을 통해 뇌의 과열을 식힘으로써 뇌와 척수가 재생되도록 도운 치료가 큰 몫을 했을 것이다.

얼마 전에는 30대 여성 환자 Q가 뇌전증으로 찾아왔다. 둘째를 출산한 지 1년도 채 되지 않았고, 체중이 많이 나가는 상태였다. 유아기에 열경기를 한 번 했고, 대학 때 심하게 과식한 뒤 경련 발작을 한 번 한 후로 괜찮았다가 출산 후에 몇 번 더 발생했다. 나를 찾아오기 일주일 전에도 심각한 발작이 있었는데, 신경과에 가서 뇌파 검사를 받은 뒤 뇌전증 진단을 받았다. 발작이 있기 일주일 전에 생긴 두통이 나를 찾아올 때까지 지속되고 있었는데, 신경과에서 처방받은 약으로는 호전이 없었다.

환자 Q 역시 어릴 적부터 부비동이 취약했다. 시력이 매우 나쁠 뿐만 아니라 좌우 시력 차이도 컸고, 코막힘 증상도 심했다. 생리량도 매우 많았고 땀도 많이 났다. 부비동이 뇌의 열을 제대로 식히지 못하게 되어 뇌의 열을 분산시키는 다른 대책이 다 동원되었지만, 결국에는 뇌에서 불이 난 것이다. 이제 치료를 시작한 지 한 달이 되었다. 처방한 한약으로 두통은 우선 사라졌다. 그러나 앞으로 갈 길이 멀다. 뇌의 열을 식히고 부비동 기능을 회복시켜야 하는데, 그러려면 체중 조절이라는 큰 숙제가 남아 있다.

작년에는 뇌출혈을 겪은 15세 남성 환자 T를 진료했다. 베트남에 사는 한국 학생이었는데, 한여름 대낮에 줄넘기를 하다 쓰러졌다. 환자 T도 부비동이 좋지 않았다. 비염이 있었고, 코콜이도 오래되었다. 1년 가까이 재활치료를 해 많이 회복되었지만, 후유증은 아직 남아 있었다. 베트남으로 돌아가기 전 급하게 한 달치 한약을 처방받고는 말았지만, 환자 T도 부비동 기능을 더욱 활성화해야 한다.

부비동이 뇌의 열을 식히지 못하면 가장 먼저 호르몬을 만드는 시상하부나 뇌하수체가 제대로 작동하지 못해 호르몬에 문제를 일으킨다. 그러나 일부는 척수나 뇌의 다른 부위에 이상이 오기도 하는데, 그런 예가 앞서 이야기했던 디스크 수술 후의 저림이나 근력 저하가 남아 있는 환자, 안면신경마비 후유증으로 오래 고생하는 환자, 뇌전증 환자, 조현병 환자, 발달장애 환자, 뇌출혈 환자, 치매 환자, 파킨슨병 환자, 그리고 자가면역질환 환자 등이다.

이 책의 원고 집필을 마무리하는 와중에 루게릭병 환자가 찾아왔다. 4년 전 두통으로 치료받았던 환자였다. 그 당시 환자의 치료가 미진하게 남아 있어 언젠가 연락을 드려 부비동을 더 잘 치료해보자고 말씀드려야지 생각하고 있던 참이었다. 그런데 찾아오셔서서 루게릭이라는 병을 어제 진단받았다고 하셨다. 스무 살 때 60킬로그램이던 체중이 사회생활을 하면서 80킬로그램 이상이 되었고 일주일에 3~4회는 음주를 해왔다. 맵거나 뜨거운 음식을 먹을 때 머리에서 땀이 비 오듯 났다. 이는 부비동이 자기 역할을 못 하는 것이고 이런 경우 당뇨가 오기 쉽다. 그런데 이 환자는 다행히 인슐린에는 문제가 없었다. 하지만 척수에 심각한 장애가 발생한 것이다. 양의학에는 치료법이 없지만, 뇌의 열을 식히고 부비동 기능을 향상시킨다면 이 환자에게도 도움이 되지 않을까 판단했다. 첫 진료를 마치며 커피와 술은 절대 안 되고, 코로 호흡하는 것에 항상 신경 써야 한다고 신신당부했는데, 잘 지키길 간절히 바란다.

뇌 온도가 치명적인 질환과도 관계가 있다는 사실을 납득하기 어려울 수도 있다. 2022년 건강한 사람의 뇌 내부 온도를 비침습적으로 측정해 발표한 연구팀이 수행한 다른 실험은 뇌 손상을 입은 환자의 하루 중 뇌 온도 변화를 측정한 것이었다. 건강한 사람의 뇌 온도는 낮에는 높고 밤에는 낮아진다. 그런데 뇌 온도에 변화가 없는 뇌 손상 환자는 그렇지 않은 환자에 비해 생존율이 21배나 낮았다.

———

다양한 시도에도 불구하고 제대로 치료가 되지 않아 큰 과제로 남았던 환자들은 모두 코호흡이 망가진 지 오래였다는 사실을 깨달았다. 20여 년 동안 진료하며 켜켜이 쌓아왔던 수많은 경험이 하나로 꿰어지는 순간이었다.

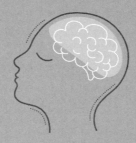

4부

우주에서 발견한
노화의 비밀

고등학교 시절 '우주소년단'으로 활동하면서 밤하늘을 깊게 마주했고, 반짝이는 별을 보며 언젠가 저 어디쯤에 갈 수 있으면 좋겠다고 생각했다. 한의사가 된 뒤로는 한의학을 우주의학에 응용해 미항공우주국에서 일하는 의사가 되고 싶다고 다짐하기도 했다. 그 덕에 한의사로서 환자를 치료하는 동시에 우주의학을 탐구하며 살고 있다. 한의학과 우주의학이 어울리지 않는다고 생각할 수도 있다. 그러나 지금까지 이야기했던 호흡과 뇌 기능, 그로 인한 신체 노화는 우주의학 분야에서 매우 중요한 영역이다.

1장

우주에서의
빠른 노화

마이크로중력이 가져오는 몸의 변화

'우주에 가면 키가 자란다'는 말을 들어봤을 것이다. 우주에 가면 지구에서보다 키가 3~5센티미터는 더 커진다. 지구로 귀환하면 곧 원상 복구되지만, 잠시라도 키가 커질 수 있다는 점은 퍽 신기하다. 왜 우주에서는 키가 더 커지는 것일까? 시계를 몇 년 앞으로 돌려보자. 한국 최초의 우주인으로 뽑힌 이소연 씨가 국제우주정거장에서 지내는 모습이 공개됐는데 그녀의 얼굴이 무언가 달랐다. 우주인선발대회에 참가해 '우주로 245'(우주인선발대회에서 1차 합격한 245명의 모임) 활동을 했던 터라 이소연 씨를 여러 번 만났었다. 그녀의 얼굴은 그때보다 커져 있었다. 이유가 궁금해 자료를 검색했고 우주의 마이크로중력이 눈에 들어왔다.

'마이크로중력micro gravity' 혹은 '미세중력'은 말 그대로 지구중력 대비 매우 작은 크기(10^{-6} 혹은 그 이하)의 중력을 의미한다. 지구 표면에서의 중력이 1지G라고 할 때 국제우주정거장은 지구 표면에서 400킬로미터의 높이에 떠 있어 약 0.91지의 중력을 받는다. 그러나 시속 2만 8,000킬로미터로 지구를 회전함으로써 생긴 원심력이 이를 상쇄해 우주 공간에 떠 있게 되고 미세중력이 만들어지는 것이다. 인간의 체내 혈액 순환은 지구의 중력에 최적화된 것이다. 그런데 우주에 나가 마이크로중력 아래 머물면 아래로 순환하는 혈액량은 줄고 머리로 순환하는 혈액량은 늘면서 얼굴이 붓는 것이다.

우주인들의 근육과 골밀도 감소가 빠르게 진행되는 것 역시 우주의 마이크로중력으로 인해 나타나는 증상이다. 잠시 책을 내려놓고 지금 지구가 당신을 아래로 당기는 힘을 느껴보라. 느껴지는가? 대부분은 잘 모르겠다고 할 것이다. 실제로 일상생활에서는 지구중력을 잘 인식하지 못한다. 그러나 일어서고 앉고 걷고 뛰는 등의 모든 행위는 지구가 우리를 잡아당기는 중력을 이겨내고 만드는 움직임이다. 이 말은 평소에 특별한 근력운동을 하지 않더라도 근육은 쉴 없이 일하고 있다는 뜻이다. 오늘 하루 아무것도 하지 않고 앉거나 서서 숨만 쉬었다고 해도 근육은 중력을 이기고 당신을 지탱하기 위해 많은 힘을 쏟아부었던 것이다.

이와 달리 우주에 나가면 일상적으로 우리를 끌어당기던 중력이 거의 없어져 근육이 할 일이 사라진다. 그런 환경에서 수개월을 보낼 경우, 사용하지 않는 근육은 크게 감소할 수밖에 없다. 영화 〈스페이스 비트윈 어스〉(2017)에는 화성에서 태어난 뒤 지구로 돌아온 소년 '가드너'가 등장한다. 그는 화성의 작은 중력 환경에서 성장한 탓에 근육과 심장이 지구의 중력을 이겨내지 못해 위기에 빠진다. 이렇듯 신체 근육은 지구중력을 이겨내기 위해 힘을 쓰며 유지되고 있다. 뼈 역시 마찬가지다. 흔히 뼈는 고정되어 있다고 생각하기 쉽지만, 사실은 평생에 걸쳐 파골세포에 의해 오래된 뼈를 흡수하고, 조골세포에 의해 새로운 뼈를 형성하는 '골 재형성 과정bone remodeling'을 반복하며 그 구조를 유지하는 조직이다. 그런데 우주의 마이크로중력 아래서는 조골세포의 기능이 매우 약화되는 반면 파골세포의 기능은 강화되면서 골밀도가 크게 감소한다. •

그 밖에도 마이크로중력은 인체에 여러 가지 변화를 가져온다. 귀는 크게 외이, 중이, 내이로 이루어져 있는데, 그중 가장 안쪽에 자리한 내이에는 몸의 균형을 담당하는 전정기관이 있

• 「우주 비행에 따른 인간의 신체적 변화」, 김정기, 〈공군항공우주의료원 학술지〉, 제59권 제1호(2012) 11~26쪽.

다. 마이크로중력은 이 전정기관의 평형 기능을 방해해 우주 멀미를 일으키며, 이로 인해 많은 우주인이 어지럼증을 호소하기도 한다. 이소연 씨 역시 우주 멀미를 심하게 겪었다고 이야기했다. 다행인 것은 3~4일 정도가 지나면 인체가 우주 환경에 적응하면서 우주 멀미도 사라진다는 점이다. 심혈관계 문제도 있다. 마이크로중력으로 인한 체위 변화에 따라 심장으로 유입되는 혈류량이 변화하면서 심장의 부하와 박출량에 문제가 생기는 것이다. 이는 다시 뇌혈류에도 영향을 미치면서 한편으로는 수면에도 심각한 지장을 준다. •

우주에서의 몸의 노화 vs 노화에 따른 몸의 변화

우주에서 일어나는 인체 변화에 대해 간단하게 알아봤다. 근육량이 줄고 몸이 잘 부으며 골밀도가 감소한다. 수면의 질과 심혈관계가 나빠지며, 우울해지기 쉽고 면역 기능도 취약해진다. 뿐만 아니라 뇌실질이 줄고 뇌척수액은 늘어나며 시력에도 손상이 생기기 쉽고 감각도 저하된다. 그런데 이 증상들은 어딘가 낯익다. 이는 우리의 신체가 노화를 겪으며 나타나

• 「자율신경계 조절에 미치는 전정계의 영향」, 이태경·정원희, 순천향대학교 의과대학 신경과학교실, 〈J Korean Balance Soc〉, 제5권 제2호(2006), 329~335쪽.

는 증상과 일치한다.

나이가 들면 근육량이 감소한다는 것은 누구나 알고 있다. 근육량이 감소하면 그에 따라 부종이 쉽게 생긴다. 뼈는 어떠한가? 앞서 파골세포와 조골세포의 작용을 이야기했는데 인체가 노화되면 골을 형성하는 조골세포의 기능이 저하되면서 골밀도가 떨어진다. 특히 완경 이후 여성은 에스트로겐 분비량이 줄어들면서 조골세포보다 파골세포의 기능이 활발해져 골밀도 감소가 가속화된다. 골다공증 환자 대부분이 완경기 이후 여성이라는 점을 떠올리면 쉽게 이해할 수 있다. 뇌 구조의 변화 역시 마찬가지다. 뇌의 회백질이 위축되고 뇌척수액에 변화가 생기는 것은 알츠하이머의 대표적인 증상으로 우주에서 관찰되는 뇌 변화와 정도의 차이는 있을지언정 양상은 매우 비슷하다.

이처럼 우주에서 나타나는 인체의 변화는 인간의 노화에 따른 변화와 매우 비슷하다. 다만 우주에서는 그 속도가 매우 빠르다는 차이가 있는데, 나는 이를 바탕으로 우주에서 일어나는 인체의 다양한 변화 현상을 '우주의 빠른 노화space rapid aging'라 이름 지었다.

관련해 실험이 진행되었다. 일란성쌍둥이 형제 중 한 명은 340일 동안 우주에서 지내고, 다른 한 명은 지구에서 지내며 두 사람의 신체 변화를 관찰한 것이다. 실험에 대해서는 뒤에서 자세히 다루었으므로 여기서는 우주 체류 후 귀환한 동생의 말만 소개한다. "우주에서는 과일과 채소도 지구에서보다 훨씬 빨리 썩는 것 같다. 이유는 모르지만 혹시 내 세포에서도 그와 같은 일이 일어나는 것은 아닌지 걱정된다."●

많은 우주의학자가 우주에서의 인체 변화에 관한 다양한 연구를 하는 배경에는 우주비행사의 건강을 보호하려는 목적은 물론이고, 우주에서 나타나는 여러 가지 문제를 해결함으로써 지구에서의 노화에 따른 질병을 극복하기 위한 목적도 있다. 우주가 노화를 연구하기에 최적화된 실험실이라고 불리는 데는 그만한 이유가 있는 것이다. 우주의학은 우주비행사나 우주여행자만을 위한 특수 분야가 아니다. 우주에서의 빠른 인체 변화를 이용함으로써, 지구에서의 의학적 난제를 해결할 열쇠를 얻을 수도 있다.

누워 있으면 빨리 늙는다

언젠가 아침 라디오에서 특이한 뉴스를 접했다. 유럽의 한 연구팀이 두 달 동안 누워서 생활할 실험 참여자를 모집

● 「Human health during space travel: An overview」, Krishna Kandarpa·Victor Schneider·Krishnan Ganapathy, 〈Neurology India〉, Vol. 67 No. 8(2019), 176-.

한다는 것이었다. 실험 기간 동안 피실험자는 아무것도 하지 않고 머리를 살짝 낮춘 채 침대에 누워서 생활해야만 하며, 그 조건으로 2000만 원 정도가 지급된다는 내용이었다. 출근을 준비하며 띄엄띄엄 들었던 터라 자세한 내막은 알지 못한 채 '별 희한한 실험도 다 있네……' 하고 피식 웃었다. 그리고 얼마 뒤 우주학술대회 발표를 준비하다 깜짝 놀랐다. 라디오에서 들었던 소식은 우주의 마이크로중력을 지구에서 재현하는 연구였다. 희한한 실험이 아니라 매우 의미 있는 연구였다.

2019년 9월 독일항공우주센터DLR, 미항공우주국, 유럽우주기구ESA는 마이크로중력 상태에서의 인체 변화와 이를 극복하는 방법에 관한 연구를 진행했다. 실험에는 키와 체질량 지수 등 특정 조건을 충족하는 24~55세의 건강한 성인 남녀 24명이 참여했다. 피실험자들은 60일간 침대에 누워서 생활하고 28일간의 회복 기간을 거쳐 신체 변화를 측정했다. 주목할 점은 머리 쪽이 약 6도 기울어진 '특수 침대Head Down Tilt'에 누워서 지내도록 한 것인데, 이는 우주의 마이크로중력 환경에서 혈액과 체액이 머리 쪽으로 쏠리는 것과 유사한 조건을 재현한 것이다.

이들은 실험 기간 동안 머리를 심장 높이보다 낮게 유지했으며 식사, 샤워, 배뇨와 배변을 포함한 모든 활동을 누운 상태에서 해결했다. 또한 우주 공간의 우주비행사들처럼 식단을 관리하고 신체 움직임을 통제했다(실제 국제우주정거장에서도 마이크로중력에서 나타나는 신체 변화를 극복하기 위해 매일 정해진 시간에 운동하고 엄격한 식단을 유지한다). 그중 일부는 정해진 횟수에 따라 원심분리장치의 회전을 이용해 인공중력 상태에 있었는데, 이는 피실험자들에게 인공중력이 제공될 경우 신체에 어떤 이점이 생기는지 확인하고자 한 것이다.

실험 결과 피실험자들은 마이크로중력 상태에서 골밀도가 줄고 뼈가 약해졌으며 근육량도 줄어들었다. 또한 체액이 위로 몰리면서 머리에 흐르는 피의 양이 늘고 안압이 높아져 시력에 문제가 생길 확률이 높아졌다. 그 밖에 인지 능력과 감정 조절 능력이 저하됐으며 수면의 질은 떨어지고 높은 스트레스에 시달리며 우울 증세를 호소하기도 했다. 그리고 이러한 증상들은 인공중력 상태에서 특별히 해소되지 않았다. 우주의 마이크로중력에 따른 여러 변화를 인공중력만으로 해결할 수 없다는 점이 확인된 것이다. 본 연구 내용은 국제 학술지 〈프론티어즈-생리학Frontiers in Physiology〉에 게재됐다. •

• 「Assessing the effects of artificial gravity in an analog of long-duration spaceflight」, Gilles Clément, et al., 〈Frontiers in Physiology〉, Vol. 13(2022). 「NASA, '2000만원' 받고 두달간 침대 누워있을 실험자 모집」, 박민수, 〈조선일보〉, 2019년 3월 29일 자. 「유인 화성탐사의 가장 큰 걸림돌은 바로 '인간'」, 유용하, 달콤한 사이언스, 〈서울신문〉, 2021년 3월 19일 자.

일시적으로 제공되는 인공중력은 우주에서의 여러 부작용을 해소하는 데 역부족인 듯하다. 일정 부분 효과가 있더라도 우주에서 항상 인공중력을 제공할 수는 없으므로 근본적인 대안이 될 수는 없다. 결국 우주에서의 여러 문제를 극복하기 위해서는 인체가 우주 환경에서도 건강한 시스템을 갖출 수 있도록 예방과 치료 차원에서 접근해야 한다. 또한 이 연구를 통해 누운 자세가 노화를 촉진한다는 것과 중력을 거슬러 몸을 움직이는 것이 노화를 막는 데 큰 역할을 한다는 것을 유추할 수 있다. '하지만 우리는 매일 누워서 잠을 자는데?'라고 생각할 것이다. 그렇다. 우리는 노화가 진행되는 것을 감수하고서라도 일생의 3분의 1에 해당하는 시간을 누워서 자는 데 보낸다. 그만큼 잠이 중요하다는 의미이기도 하다. 낮에는 열심히 중력을 이기며 활동하고, 지구의 자전으로 밤이 도래했을 때는 잠을 자는 것이 건강을 지키는 기본임을 기억하자.

우주 환경에서 더욱 민감한 여성의 건강

우주비행사 대다수는 남성이지만 여성 우주비행사 수도 점차 늘고 있다. 그런데 여성 우주비행사 대부분은 우주에서 호르몬제를 복용해 생리를 중지시킨다. 우주 공간에서의 생리대 착용 등 여러 난점으로 인해 지금으로써는 어쩔 수 없는 조치인데, 이는 앞으로 해결해야 할 문제이다.

여성은 뇌 내부 온도가 남성보다 높고, 호르몬 주기에 따라 뇌 내부 온도가 더욱 올라가기도 한다. 뇌 내부 온도가 높다는 것은 불면증이나 감정 기복, 우울증 등에 더 취약하다는 의미다. 그렇기에 부비동의 공기 순환으로 뇌의 열을 식힐 수 없는 우주의 마이크로중력은 여성에게 더욱 민감한 문제로 다가온다.

우주인이 가장 많이 복용하는 약물 중 하나는 수면제라는 통계가 있다.[*] 그만큼 많은 우주인이 불면을 자주 겪고 있으며, 그에 대한 문제 해결이 절실한 상황이다. 불면은 작업 능력 및 학습 능력을 저하시킴은 물론이고 신체 건강과 정신 건강에도 영향을 미치기에 이 부분을 반드시 해결해야 한다. 그리고 우울증 역시 아직 이렇다 할 해결책이 없는 상황이다. 불면이나 우울증 모두 여성에게 발생할 확률이 높은 질환이다. (나의 가설에 의하면 여성의 부비동이 남성보다 작아 뇌의 열을 식히는 데 남성보다 불리하기 때문이다.) 우주인들의 안전하면서도 건강한 수면을 보장하고 심신의 건강을 유지할 수 있도록 한약제제를 만들고자 하는 것은 이 때문이다.

• 「Medication use by U.S. crewmembers on the International Space Station」, Virginia E.·Wotring, 〈The FASEB Journal〉, Vol. 29 No. 11(2015), 4417-4423.

앞서 말했듯 완경기 여성의 에스트로겐 감소는 골밀도 감소를 악화시킨다. 우주 공간에서 역시 근육량 손실과 골밀도 손실이 빠르게 진행된다. 거기에 호르몬제 복용으로 인한 골밀도 손실이 가중될 수 있고, 인위적인 호르몬의 변화로 혈전 발생 위험률이 높아질 수 있는데, 그 밖에 부작용에 대한 연구는 아직 불충분하다. 가임기 여성 우주인이 우주 비행 이후에도 건강한 생식 능력을 보전하는 것 역시 중요한 문제다. 그러므로 우주의학 발전을 위해 여성의 신체적 특징을 고려한 여성의학 분야 또한 별도로 연구되어야 할 것이다. •

우주에서는 장내 미생물도 변화한다

앞서 언급한 2019년 4월 국제 학술지 〈사이언스〉에 실린 일란성쌍둥이 관련 실험을 살펴보자. 미항공우주국은 유전자가 같은 일란성쌍둥이 형이 있는 우주비행사를 대상으로 우주에 체류할 때 나타나는 분자 및 생리학적 특성을 연구했다.

실험은 쌍둥이 중 동생이자 우주비행사인 스콧 켈리가 국제우주정거장에 머무르는 340일 동안, 쌍둥이 형인 마크 켈리는 지구

• 「The Effects of Space Flight and Microgravity Exposure on Female Astronaut Health and Performance」, Nicole C. A. · Strock · Eric Rivas, 2023, 01-12.

에 머물면서 두 사람의 신체 변화를 확인하는 방식이었다. 미국 버지니아대학 의대 가렛 배켈먼 교수 연구팀이 쌍둥이 형제의 신체 변화를 조사한 결과 우주에 장기 체류한 스콧 켈리의 젖산 수치가 증가했음을 확인했다. 젖산은 대사산물인 유기화합물의 일종으로 운동 등 여러 활동을 위해 몸속 근육이 에너지를 생성하는 과정에서 산소가 부족할 경우 만들어진다. 스콧 켈리가 국제우주정거장에 체류할 당시 증가했던 젖산 수치는 그가 지구로 귀환한 뒤 다시 정상 수치로 돌아왔다.

또한 텔로미어telomere의 길이도 변화했다. 텔로미어는 염색체 말단에 위치해 세포가 분열할 때마다 중요한 유전 정보를 대신해 사라지는 보호막 역할을 하는 조직이다. 텔로미어의 길이가 적정 수준 이하로 짧아지면 세포는 노화 상태로 접어들어 분열을 멈추기 때문에 텔로미어를 '인체의 생명시계'라고도 부른다. 이는 텔로미어의 길이를 조절함으로써 세포의 노화 과정에 영향을 미칠 수 있음을 시사하며, 관련해 많은 연구자가 텔로미어의 길이 조절을 노화 치료 등에 적용하기 위한 연구를 이어가고 있다.●

우주에 체류했던 스콧 켈리의 텔로미어의 길이는 길어졌다가 지구로 귀환한 뒤 평균 수준으로 돌아왔다. 다만 그중에는 정상

● 「"텔로미어 인듯 텔로미어 아닌 텔로미어 같은" 새로운 기전 규명」, 서울대학교 생명과학부 이준호 교수 연구팀, 서울대학교 홈페이지, 2021년 2월 18일 자.

보다 길이가 짧은 텔로미어도 있었다. 유전자 발현 과정에서도 스콧 켈리는 약 7퍼센트에 해당하는 변화를 겪었다. 이 같은 유전적 변화의 요인으로는 우주방사선이 지목되었는데, 지구로 귀환한 뒤 6개월 후 변형되었던 유전자의 90퍼센트 이상이 정상 수준으로 돌아왔다. •

한편 장내 미생물인 피르미쿠테스firmicutes와 박테로이데테스bacteroidetes의 비율도 변화했다. 국제우주정거장 체류 기간에는 피르미쿠테스가 증가했다가 귀환한 뒤에는 다시 박테로이데테스가 증가하면서 우주비행 전의 비율로 돌아왔다. 연구진들은 이 같은 변화에 우주의 마이크로중력뿐 아니라 멸균 처리된 동결건조식 식단이 원인으로 작용했을 것으로 보고 있다. 그 밖에 스콧 켈리는 스트레스 지수가 매우 높아졌으며 인지 능력도 일부 저하된 것으로 알려졌다. ••

물론 이 연구는 한 쌍의 쌍둥이 형제를 1년 남짓 관찰한 것으

• 「Twins, Telomeres, and Aging-in Space!」, Jared J. · Luxton · Susan M. · Bailey, 〈Plastic and Reconstructive Surgery〉, Vol. 147(2021).

•• 「The NASA Twins Study」, Francine E. Garrett-Bakelman, et al., 〈SCIENCE〉, Vol. 364(2019). 「우주로 간 쌍둥이가 알려준 '텔로미어'의 비밀… 노화 달라지나?」, 이은희, 〈한겨레21〉, 제1467호(2023). 「지구와 우주, 어디서 더 빨리 늙나… '쌍둥이 형제 실험' 주목」, 고미혜, 〈연합뉴스〉, 2016년 2월 28일 자. 「나사 쌍둥이 연구 결과를 사이언스 저널에 발표하다」, 건강디자이너, '메타디자인건강연구소', 2019년 4월 25일 자.

로 우주에서의 인체 변화를 단정 짓기에는 부족하다. 그러나 이를 통해 우주에는 인체의 생리적·유전적 변화를 일으키는 요소가 존재한다는 점, 그리고 스콧 켈리가 지구로 돌아왔을 때 신체가 어느 정도 정상 수준을 회복하는 것으로 보아 우리 몸이 주변 환경에 적응하며 많은 변화를 일으킨다는 점을 알 수 있다.

근육량 손실을 막기 위한 유전자 조작

앞서 우주에 나간 비행사들의 근육이 소실되는 현상을 소개했다. 그와 관련해 최근 흥미로운 기사를 접했는데, 미국의 한 연구팀이 우주에서 근육 손실을 줄이기 위해 쥐 유전자 조작 실험을 했다는 것이다. 근육 생성을 억제하는 '마이오스타틴myostatin'이라는 유전자가 있다. 사람과 동물은 각기 다른 양의 마이오스타틴이 있으며 덕분에 일정 정도 이상으로는 근육이 자라지 않는다. 마이오스타틴이 기준치보다 적거나 없다면 근육비대증에 걸릴 수 있다.

연구팀은 국제우주정거장으로 향하는 우주화물선에 마이오스타틴이 기능하지 않도록 유전자를 조작한 쥐를 실어 보냈다. 국제 학술지 〈미국국립과학원회보PNAS〉에 발표된 내용에 따르면 국제우주정거장으로 가기 전에 마이오스타틴을 조작해 근육량을 늘린 쥐들은 지구로 돌아온 뒤에도 근육량이 손실되지 않았으며, 국제우주정거장에서 마이오스타틴을 조작한 쥐들은 근육량이 오히려 증가했다고 한다. 반면 유전자 조작을 하지 않은 쥐들의 근육량은 최대 18퍼센트 정도까지 줄어들었다고 하니 유전자 조작의 효과는 분명해 보인다. •

그런데 우주에서의 인체 변화를 극복하기 위해 유전자를 조작하는 것이 과연 최선일까? 이 부분은 우려가 된다. 우주에 나갔을 때 근육량 손실이 일어난다고 우주비행사의 유전자를 조작한다면 지구로 귀환했을 때는 다시 유전자를 복구할 것인가? 그렇다면 여러 차례 우주에 장기 체류하는 비행사는 어떻게 해야 할까? 또 우주에서 나타나는 수많은 인체 변화 중 하나인 근육량 손실을 막기 위해 유전자를 조작한다 할지라도 다른 문제들은 어떻게 해결할 것인가? 모두 유전자 조작을 통해 해결해야 하는 것일까? 물론 이는 앞으로 전개될 수많은 실험의 일부일 것이고, 우주에서 근육량 손실을 억제하거나 예방할 수 있음을 보여주었다는 점에서 매우 의미 있는 연구이며, 관련한 신약이나 치료제 개발에도 큰 영향을 미칠 것이다. 하지만 체액 순환의

• 「Inhibition of myostatin prevents microgravity-induced loss of skeletal muscle mass and strength」, Rosamund C., et al., 〈PLOS ONE〉, Vol. 15 No. 4(2020).

원리로 인체를 다루는 나의 시선에서는 가급적 유전자를 조작하지 않고 증상을 개선하는 방법을 연구하는 것이 더욱 안전하고 유용해 보인다. 한의학이 우주의학에서 많은 역할을 해야 한다고 거듭 주장하는 것도 이런 이유에서다.

뇌의 열을 식혀 마이크로중력 이겨내기

'대한민국 우주인선발대회' 당시 후보자에게 아낌없는 지원과 자문을 해주셨던 한국항공우주연구원의 최준민 박사님은 대회가 끝난 후에도 '우주로 245'와 교류하며 우주 관련 정보를 공유해주셨다. 한의학으로 우주의학에 기여하고자 하는 나의 꿈 또한 전부터 알고 계셨던 터라 제1회 우주학술대회 개최 소식과 함께 발표를 독려해주셨다. 발표 하루 전 가족들과 여수로 이동했다. 2023년 6월 28일부터 3일에 걸쳐 진행된 행사에는 우주 분야에서 활동하는 교수와 기업 및 정부 기관 연구원, 국방부 관계자 들을 포함해 약 1,000여 명이 참가했으며 345편의 논문이 발표되었다. 세계적으로 우주산업에 대한 관심이 크게 늘어난 것을 대변하듯 다양한 분야에서 모인 참여자들의 호응은 매우 뜨거웠다.

학술대회의 열기가 고조되는 가운데 나의 발표가 시작되었다. 마이크로중력으로 인해 발생하는 우주인의 인체 변화에 대해 알렸고, 그 부분에 한의학이 도움이 된다는 가설을 제시했다. 특히 내가 주목한 것은 마이크로중력 환경에서 얼굴이 붓는다는 것이었다. 얼굴이 붓는다는 것은 내부의 점막까지 붓는다는 것을 의미한다. 거기에는 부비동도 포함된다. 앞서 말했듯 부비동은 호흡을 통해 뇌의 열을 식히는 매우 중요한 기관이다. 부비동이 부으면 부비동 안으로 순환하는 공기의 양이 현저히 감소하거나 심지어 공기가 들어가지 못할 수도 있다. 그러면 뇌의 열을 식힐 수가 없다. 특히 부비동에서 순환하는 공기는 '대류'라는 현상을 통해 뇌의 열을 식혀야 하는데, 마이크로중력 상태에서는 대류가 일어나지 않는다. 부비동이 뇌의 열을 식히지 못할 경우, 수면의 질이 저하되면서 그에 따른 호르몬과 면역 기능 이상으로 다양한 질병이 야기되고 노화가 빨리 진행될 수밖에 없다.

한의학으로 치료하는 노화 질환

앞서 부비동의 기능을 개선하기 위한 처방에 대해 이야기했다. 물론 그와 같은 처방은 지구에서의 치료법이며, 우주 환경에서도 같은 효과를 얻을 수 있는지는 알 수 없다. 다만 우주 환경에서 물리적인 수술 없이도 부비동의 기능을 개선하고 뇌의 열을 식힐 수 있는 방법이 필요하며, 그 해답은 한의학에서 찾을 수 있다. 관련해 유체 역학적인 접근으로 나의 가설을 입증하고자 한동대학교 기계제어공학부 이재영 교수님의 지도 아래 박사 학위 과정을 밟고 있다. 부비동의 공기 순환이 뇌 내부 온도를 낮추는지 실제로 측정해서 확인하고자 한다.

한의학에서는 오래전부터 한약을 통해 골밀도 저하나 근육 손실, 부종을 치료하거나 혈액 순환을 원활하게 함으로써 노화로 인한 여러 질병을 다스려왔다. 예를 들어 근육량이 부족한 환자에게는 근육의 혈액 순환 양을 늘려주는 황기를 다량 넣어 처방하고, 부종 환자에게는 체내 수분의 순환을 원활하게 하는 방기를 이용한 한약을 처방함으로써 증상을 치료하는 식이다. 그외에 개인적으로 여러 임상을 거쳐 뇌의 열을 식힘으로써 불면증이나 우울증 치료가 한결 수월해졌고, 뇌전증, 발달장애, 조현병, 파킨슨병, 치매에 이르는 심각한 뇌 질환 치료에서도 새로운 돌파구를 찾을 수 있었다. 뇌동맥류, 뇌경색, 뇌출혈 예방에도 탁월한 혜안을 얻게 되었다. 이러한 경험을 바탕으로 우주 환경에서 나타나는 인체 변화를 잘 관찰한다면 우주에서의 삶의 질이 높아질 뿐 아니라 노화에 따른 각종 질병으로부터 우리를 한층 더 자유롭게 만들 수 있을 것이다.

———

우주에서는 마이크로중력의 영향으로 근육량이 줄고 몸이 잘 부으며 골밀도가 감소한다. 수면의 질과 심혈관계가 나빠지며, 우울해지기 쉽고 면역 기능도 취약해진다. 시력에도 손상이 생기기 쉽고 감각도 저하된다. 이는 신체가 노화를 거치면서 겪는 증상과 일치한다.

고
2장
—

어떤 환경이든
뇌는 적응한다

우주에서도 적응하는 뇌

'성격은 변하지 않는다'는 말이 있다. 나이가 들수록 한번 굳어진 태도나 사고방식은 좀처럼 바뀌지 않는다. 오죽하면 갑자기 다른 행동을 하는 사람에게 '죽을 때가 됐나 보다'라고 할까. 그러나 뇌에 관한 연구가 활발해지면서 이러한 생각이 틀렸음이 증명되었다. 한때는 20대 이후 뇌세포 분열이 끝나면 더 이상 뇌가 성장하지 않는다고 생각했지만, 뇌의 신경세포들이 자극을 통해 평생 변화한다는 사실이 밝혀진 것이다. 특정 자극이나 요인에 따라 끊임없이 변화하는 뇌의 특성을 '신경가소성'이라고 부른다.

뇌의 신경가소성은 우주 환경에서도 나타난다. 벨기에 앤트

워프대학 연구팀과 리에주대학 연구팀이 국제우주정거장에서 장기 체류한 우주비행사 13명의 뇌를 fMRI로 촬영한 결과가 국제 학술지 〈커뮤니케이션 바이올로지Communications Biology〉에 게재됐다. 연구에 따르면 우주 환경에서는 뇌의 후방대상피질 Posterior Cingulate Cortex, PCC과 다른 뇌 영역의 연결이 약화됨으로써 대상에 대한 인지 능력과 정보 처리 능력이 감소하는 것으로 나타났다. 후방대상피질은 기억의 저장과 깊은 연관이 있으며 뇌의 다른 영역과 긴밀하게 연결되어 각각의 기능에도 영향을 미친다. 반면 언어 및 연산 능력에 관여하는 각회angular gyrus는 뇌의 다른 영역과의 연결을 강화시키는 것으로 나타났다. 연구팀 관계자는 뇌가 우주의 마이크로중력 환경에 적응하면서 이러한 변화가 생긴 것으로 추론한다. 놀라운 것은 우주에서의 이러한 뇌 변화가 수개월 동안 이어지다 어느 시점이 지나면 이전 수준으로 돌아온다는 사실이다. 자세한 요인과 기전은 밝혀지지 않았지만 우주 환경에 자극받은 뇌가 적응하는 일련의 과정이 존재하는 듯하다.•

우주에서 일어나는 신체의 여러 변화 중 뇌의 변화는 매우 중

• 「Brain Tissue-Volume Changes in Cosmonauts」, Van Ombergen, Angelique, et al., 〈The New England journal of medicine〉, Vol. 379(2018), 1678-1680. 「우주에 다녀오면 뇌가 진화한다?」, 임태균, 〈농민신문〉, 2023년 2월 22일 자.

요하다. 앞서 다루었듯 우리가 생각하고 의도하는 행위뿐 아니라 호르몬 분비나 내장 기관 작용 등 불수의(자기 마음대로 되지 않음)적으로 일어나는 신체의 모든 기능을 뇌가 관장하기 때문이다. 우주인의 신체 변화에서 부비동에 주목하는 이유 역시 뇌의 열을 효율적으로 식히는 부비동의 작용이 뇌를 건강한 상태로 유지하는 데 지대한 역할을 하기 때문이다.

우울증과 치매, 다른 듯 닮은 뇌 질환

치매는 뇌 건강과 관련해 가장 많은 관심을 받는 질환이다. 환자뿐 아니라 가족들의 삶까지 잠식하는 치매는 흔히 노인들에게서 발병하며, 뇌 기능이 저하되어 기억력, 사고력, 판단력 등의 인지 기능이 상실되는 질환이다. 흥미로운 것은 우울증 환자의 뇌 신경계가 치매 환자의 뇌 신경계와 많이 다를 것 같지만 매우 닮아 있다는 점이다.

우선 뇌 신경계에 대해 알아보자. 뇌 신경계는 수많은 신경세포neuron의 네트워크로 이루어져 있다. 신경세포는 입력된 정보를 다른 신경세포에 전달하기도 하고, 다른 신경세포로부터 정보를 전달받기도 한다. 신경세포의 끝은 여러 개의 가지로 나뉘어 있으며, 이 가지의 말단은 다른 신경세포 가지의 말단과 연결되어 정보가 오가는데 이 연결 지점을 시냅스synapse라 한다.

신경세포의 가지가 많을수록 다른 신경세포의 말단과 더 많은 시냅스를 만들 수 있다. 이렇게 신경세포들이 정보를 주고받는 과정에서 신체는 항상성을 유지하며, 더불어 생각을 하고, 기억을 저장하며, 감정을 느끼는 등의 제반 활동을 한다. 신경세포의 네트워크가 효율적으로 연결될수록 신체적으로 건강한 것은 물론이거니와 생각, 기억, 감정, 학습 등과 같은 뇌의 기능이 뛰어나다고 볼 수 있다. 건강한 성인의 경우 신경세포들은 많은 시냅스를 지닌 채 다른 신경세포들과 활발하게 교류한다.

반면 치매 환자의 경우 신경세포의 가지 수가 매우 적고 시냅스의 수도 적다. 신경세포 간의 네트워크도 떨어질 수밖에 없으며 그로 인해 인지 기능 저하가 발생한다. 또한 시냅스 간에 오가는 신경전달물질의 불균형이 초래되는데, 기분 조절에 중요한 역할을 하는 세로토닌이나 스트레스와 관련된 노르에피네프린norepinephrine, 의욕을 만드는 도파민 등이 그것이다. 이로 인해 우울감과 불안감이 상승하는 것이다.

그런데 치매 환자가 아님에도 우울증 환자는 이와 같은 뇌의 패턴을 보인다. 우울증 환자 역시 정상인에 비해 시냅스의 수가 현저하게 적다. 마찬가지로 세로토닌, 노르에피네프린, 도파민 등의 신경전달물질 분비가 저하되면서 불안감과 두려움을 잘 조절하지 못하게 된다.

　41세 남성 환자 O는 키 180센티미터에 몸무게 78킬로그램, 체질량지수^{BMI}가 24였다. 그는 두 달 전 몹시 화가 난 상태에서 풍선을 발로 세게 밟아 터트리다 왼쪽 발목에 골절을 입었고 한 달 동안 깁스를 했다 제거했다. 그러나 아침에 일어나면 발목이 제대로 움직이지 않고 움직이려 하면 통증이 느껴지고는 했다. 내원하기 1주일 전부터는 오른쪽 발목에도 찌릿한 통증이 생겼다고 했다. 문진을 해보니 환자 O에게 발목의 통증은 겉으로 드러난 하나의 증상일 뿐 핵심 문제는 다른 곳에 있었다. 그는 3년 전부터 30분 정도만 앉아 있다가 일어나도 허리가 잘 펴지지 않았다. 발로 풍선을 세게 밟다 골절이 온 것, 발목이 굳고 통증이 생긴 것, 허리가 30분 만에 굳어지는 것 모두 척추관협착증의 증상이다. 척추관협착증은 척추의 퇴행성 질환으로 30~40대에게서는 찾아보기 힘들다.

　무엇보다 심각한 것은 야간뇨가 주 2~3회 정도 발생했고, 이유를 알 수 없는 불안감으로 잠에서 자주 깼다. 화를 낼 만한 일이 아님에도 하루에 두세 번 정도는 소리를 지를 만큼 화가 났고, 갈수록 이해력이 떨어져서 다른 사람의 얘기를 잘 못 알아듣게 되었고, 인생이 무미건조하게 느껴졌다. 그렇다, 그는 우울증 환자였다. 게다가 밤마다 약하게나마 공황장애 증상을 겪고 있었다.

그에게 20대 때 체중을 물어봤다. 그는 18세에는 52킬로그램으로 키에 비해 매우 마른 체구였는데, 20세가 되자 마른 몸이 싫어서 의도적으로 체중을 늘려 100킬로그램을 넘겼다고 했다. 수면장애가 어디서 시작된 것인지 파악할 수 있는 대목이었다. 앞에서도 말했지만 체중이 지나치게 늘어 살이 찌면 코와 부비동의 점막에도 부종이 생기면서 코를 골게 된다. 코를 골다 보면 어느새 수면무호흡증도 생기게 된다. 수면무호흡증은 뇌에 매우 치명적인 결과를 가져온다. 수면무호흡증으로 인해 뇌로 공급되는 산소가 부족해지면 뇌 신경세포의 시냅스가 잘 형성되지 못하고 신경전달물질이 원활하게 전달되지 못한다. 또한 수면의 질이 떨어지면서 시냅스의 상태가 현저히 나빠진다.•

환자 O는 20대 때 급격히 찌운 살로 인해 부비동에서의 공기 순환이 원활하지 않아 발생한 수면무호흡으로 이유 없는 불안을 느껴 잠에서 깨게 되었고, 뇌의 시냅스 형성과 기능이 저하되면서 우울증도 생기고, 기억력과 학습 능력도 떨어지게 된 것이다. 신경세포의 시냅스 수가 줄어드는 우울증은 분노조절장애로 나타나기도 하는데, 사소한 일에도 쉽게 화를 내게 된 탓에

• 「Apnea produces excitotoxic hippocampal synapses and neuronal apoptosis」, Simon J., et al., 〈Experimental Neurology〉, Vol. 238 No. 2(2012), 107-113

발목 골절까지 발생한 것이다. 발목 치료를 위해 척추 치료를 했을 뿐 아니라 부비동 치료를 통해 바른 호흡을 찾고 건강한 수면을 회복하도록 처방했다. 수면의 질을 회복하면서 그의 불안감은 금세 사라졌고, 분노조절장애로 나타난 우울증도 회복되면서 척추 기능도 향상되었다.

여기서 치매 환자들의 증상도 간단하게 살펴보자. 환자마다 유형이 다르긴 하지만 자주 보이는 증상은 다음과 같다. 화를 낼 일이 아닌 것에도 화를 잘 낸다. 불안감을 심하게 많이 느낀다. 인생이 무미건조하고 낙이 없다. 기억력이나 학습 능력이 현저히 저하되어 있다. 환자 O의 증상과 너무도 흡사하지 않은가. 이처럼 치매 환자와 우울증 환자의 뇌는 비슷한 네트워크 상태로 인해 매우 유사한 증상을 겪는다. 다만 우울증은 치료를 통해 뇌의 네트워크 상태가 정상으로 회복될 가능성이 높지만, 치매 환자의 뇌 신경은 가소성이 현저히 저하되어 있기 때문에 네트워크 상태가 정상으로 회복되기 어렵다는 커다란 차이가 있다.

머릿속의 소란을 잠재운 필사

학창 시절 내 방 책꽂이에는 우주와 별에 관한 책과 과학잡지, 비행기 사진이 담긴 책, 시집, 명화집이 주로 꽂혀 있었다. 소설은 즐기지 않았는데 헤르만 헤세의 『데미안』만큼은 큰 감명과 파장을 불러일으켰다. 주인공이자 작가의 투영이기도 한 에밀 싱클레어가 내적 방황을 겪으며 성장하는 이야기에서 나를 봤던 것 같다.

항공우주공학과 진학을 꿈꿨음에도 한의대에 진학하라는 아버지의 강권에 속이 까맣게 타들어가던 어느 날 저녁이었다. 책상 앞에 앉아 『데미안』을 펼쳤다. 그곳에는 작은 방에 앉아 먼 곳을 바라보는 내가 있었다. 눈물이 차올랐다. 가고 싶은 길을 앞에 두고 아버지가 원하는 길로 가야 하는 현실을 받아들이고 싶지 않았다. "어떻게 할까……?" 수십 번씩 중얼거렸지만 할 수 있는 것은 없었다. 아버지가 기적적으로 생각을 바꾸는 것이 유일한 방법이었지만, 아버지의 성격을 잘 알던 내게 그건 꿈조차 꿀 수 없는 바람이었다.

나는 가끔 영어 노트 한 줄 한 줄을 빽빽하게 채우는 데 열정을 쏟을 만큼 무언가를 쓰는 일에 진심이었다. 당시 서랍에는 원고지와 모눈종이도 항상 있었는데, 그날도 원고지 한 묶음을 꺼낸 참이었다. 그러고는 『데미안』을 펼쳐 무작정 필사했다. 한 글자, 한 글자 꾹꾹 눌러쓸 때마다 소란한 마음이 차분하게 가라앉았다.

요즘처럼 타이핑이 일상화된 시대에 손으로 글을 쓰는 일은 어색하고 번거롭다. 전문 작가도 손으로 글을 쓰는 일은 거의 없을 것이다. 하지만 내가 학교에 다니던 시절에는 글짓기 대회에 나가거나 글쓰기 숙제를 할 때 종종 원고지에 작문을 했고, 평소에도 일기를 열심히 썼기 때문에 현실의 문제에 부딪힐 때 손으로 글을 쓰는 것이 얼마나 많은 도움이 되는지 알고 있었다. 친구들에게 고민을 털어놓는 것도 위로가 되지만, 진짜 해결은 내 안에서 이루어지는 것이기에 잠들기 전 나와의 대화를 종이에 적어 내려가면서 복잡한 마음을 정리하고는 했다. 특히 원고지에 글쓰기는 백지나 줄이 있는 노트에 글을 쓰는 것과 확실히 다르다. 네모 칸 안에 글자를 맞춰 써야 하고, 평소에 생각 없이 흘려 쓰던 문장 하나도 정확한 띄어쓰기와 문단 나누기, 들여쓰기를 의식하며 쓰게 된다. 한 자도 허투루 쓸 수 없다는 의미다. 보고 쓰는 글임에도 잠시라도 생각이 흐트러지면 오자가 나왔다. 그러면 얼른 지우고 고쳐 쓰면서 생각을 다잡았다. '아무것도 생각하지 말자. 이 순간은『데미안』만 써보는 거야.'

그렇게 수일에 걸쳐『데미안』을 원고지에 빠짐없이 옮겨 적었다. 중노동이라도 하는 사람처럼 손목과 손가락 관절이 뻣뻣해지고 목도 뻐근했다. 마지막 장의 필사를 마치고 났을 때는 붉게 오그라든 손이 잘 펴지지 않았다. '이대로 굳어버리면 어떡하지?' 하고 생각했을 정도였다. 그런데 나를 정말 놀라게 한 것은 구부러진 손가락이 아니었다.

'꼭 항공우주공학과에 들어가고 싶단 말이야.' '원하는 과에 가지 못할 바에는 그냥 없어지는 게 낫겠다.' '내 생각은 조금도 하지 않는 아빠가 너무 밉다.' '짜증 나, 대체 왜 이런 문제를 겪어야 해?' 필사를 처음 시작할 때만 해도 머릿속은 원망과 분노, 부정적인 감정과 풀리지 않는 질문으로 가득 차 있었다. 무슨 질문을 해도 결국은 원망과 미움, 한탄만 돌아왔다. 그런 생각을 반복하다 잠들면 다음 날 아침 눈을 뜨자마자 그대로 뾰족하고 산만한 감정이 이어졌다.

그런데 필사를 하면서 머릿속의 무수한 소란이 조용해졌다. 일부러 잠재우려 한 것도 아니었는데, 갈피를 잡지 못하던 마음이 알아서 정리되었다. 필사한 원고지를 한 장 한 장 되짚어봤다. 글자를 답답하게 가두고 있던 붉은 색 네모 칸이 어디로 튈지 모르는 마음을 잡아주는 울타리로 보였다. 우주에 대한 뜨거운 열망은 여전히 나를 붙잡았지만, 우주는 변함없이 그곳에 있을 것이고, 당장 항공우주공학과에 진학하지 못한다 해도 꿈을 놓지 않는 이상 언젠가는 별이 될 수 있으리라는 생각이 들었다. '싱클레어는 마지막 순간 별이 되지 못했지만, 나는 끝까지 꿈을 놓지 않을 것이고 반드시 별이 되리라!' 밤하늘의 별을 올려다보며 다시금 꿈을 새겼고, 아버지의 말씀을 수용하기로 했다.

다이어리, 우주에 가져가고 싶은 개인 물품 하나

　　2006년 7월, 대한민국에서는 기념비적인 이벤트가 열렸다. '대한민국 우주인선발대회.' 대학교를 졸업하고 상계 동에서 사계절 한의원을 운영하던 어느 날, 노원구청 근처를 지나다 담벼락에서 깜짝 놀랄 만한 플래카드를 발견했다. 대한민국 국민 중 한 명을 선발해 국제우주정거장으로 보낸다는 것이었다. 너무 흥분된 나머지 심장이 터질 지경이었다. 그 얼마나 바라고 바랐던 꿈의 순간이란 말인가. 그곳에는 대한민국 최초의 우주인을 뽑는다고 쓰여 있었지만, 내 눈에는 '대한민국 최초의 우주인 전미연(개명 전 이름)을 모시겠다'는 문장으로 읽혔다. '우주에는 당연히 의사가 나가야지! 양의사는 이미 서양에서 많이 갔을 것이고, 그럼 한국에서는 한의사가 가는 게 맞지!' 인간이 우주로 나가면 여러 가지 요인에 의해 인체의 변화를 겪게 된다. 때문에 그것을 가장 확실하고 기민하게 파악할 수 있는 의사가 우주로 나가는 것이 당연하다고 생각했다. 실제 미국의 우주인 중에도 의사가 적지 않다. 게다가 나는 평소에도 우주에 대한 꿈을 품고 살았으니 내가 우주로 가야 하는 것은 너무도 자명했다.

　　한 명의 우주인을 뽑는 선발대회에 3만 6,206명이 지원했다. 엄청난 경쟁률이었지만 나에게는 모든 것이 순조로웠다. 당시

각각의 테스트가 묘하게 나의 개인 일정에 맞게 시행됐다. 하늘도 나를 돕는 것 같았다. 보란 듯이 오래달리기와 상식시험, 영어시험, 항공우주의료원에서 실시한 신체검사 등을 통과해 1차 합격자 245명 안에 들었다.

"생존에 필요한 모든 게 갖추어졌다고 가정하고, 우주에 나갈 때 개인 물품을 한 가지만 가져갈 수 있다면 뭘 가져가시겠습니까?" 우주인선발대회 2차 시험 중 영어 면접 때였다. 외국인 면접관이 우주에 가져가고 싶은 개인 물품 하나를 물었다. 우주로 향하는 내 모습을 떠올렸다. 환희에 찬 표정과 곁기 어린 몸짓 사이로 내 작은 손에 들린 다이어리가 눈에 들어왔다. "음……다이어리요."

입 밖으로 나온 대답은 머릿속에 떠올렸던 그것보다 훨씬 단순했다. 일생일대 가장 특별한 순간이니 기록을 남겨야 한다는 설명에 면접관은 말없이 고개를 끄덕였다. 뒤이은 질문들이 모두 끝나고 자리에서 물러났다. 그런데 다음 순서의 후보자들이 같은 질문에 대해 저마다 캠코더나 최신식 디지털 장치라고 답하는 것이 아닌가. 순간 얼굴이 화끈거렸다. '최첨단 시대에 우주로 나가면서 고작 손으로 쓰는 다이어리를 가져가겠다니……. 으악, 이건 너무 진부하고 창피한 대답이잖아!' 물론 그 때문에 2차 시험에서 떨어진 것은 아니었지만, 이후로도 오랫동

안 우주에 다이어리를 가져가겠다는 답은 나만의 부끄러움으로
남았다.

손으로 눌러쓴 진료 차트에서 찾은 답

이후 한국 최초의 우주인으로 선발된 이소연 씨가
우주로 가기 위한 훈련을 받고 우주에서 임무를 수행하는 사이
1차 합격자로 구성된 일명 '우주로 245'는 항공우주연구원과
교류하며 학생들을 대상으로 강의를 하러 다니는 등 나름대로
분주하게 지냈다.

그즈음 나는 티베트에 다녀온 뒤 출산했고, 육아 등으로 우주
로 245와의 교류가 뜸해졌다. 다시 연락이 닿은 건 전유전 만년
설 한의원을 개원하고 얼마 뒤였다. 선발대회 이후 10여 년이 지
나 만났음에도 2006년 그때처럼 즐거웠다. 다들 각자의 자리에
서 멋지게 살고 있으면서도 우주에 대한 열망이 뜨겁다는 공통
점이 있어 함께 우주 이야기를 나누는 것만으로도 가슴이 뛰고
행복했다. 덕분에 다음 날은 유난히 즐거운 마음으로 한의원에
출근했다.

그런데 문득 '바보야, 그게 정답이잖아'라는 목소리가 들렸다.
내 손에는 환자들의 진료 차트가 들려 있었다. 사계절 한의원을

운영할 때부터 지금까지 환자들의 진료 기록을 수기로 작성하고 있었다. 빠르고 보기 좋은 전자 차트도 있었지만 손으로 직접 기록하는 것이 환자의 증상을 기억하고 최선의 처방을 선택하는 데 더욱 도움이 되었기 때문이다.

꼼꼼하게 작성한 환자들의 진료 차트를 들여다보면서 우주인 선발대회 면접 때 우주에 다이어리를 가져가겠다고 한 대답은 내가 할 수 있는 최상의 답이었음을 깨달았다. 어떠한 여정에서든 무수한 문제에서 나를 다잡는 것은 손으로 직접 눌러쓴 글이었다. 대학 진로 문제로 방황하던 십대의 나에게도 그러했고, 다양한 환자들을 진료하며 더 나은 치료법을 끊임없이 연구하는 한의사인 현재의 나에게도 그러했다. 당연히 인생의 크디큰 염원인 우주로의 여정에서도 온전히 나를 지키고 이끌어줄 것은 쓰기일 것이었다. 그러니 면접에서 나도 모르게 튀어나온 '다이어리'는 가장 나다운 답일 수밖에 없었다. 인간을 가장 인간답게 만드는 것은 쓰기다. 다음 우주인선발대회에서 같은 질문을 받는다면 자신 있게 대답할 것이다. "우주에 개인 물품을 한 가지만 가지고 나갈 수 있다면 다이어리를 가져가겠습니다."

인간을 인간답게 만드는 쓰기의 힘

손으로 한 자 한 자 글씨를 쓸 때 뇌에서는 어떤 일이 일어날까? 우선 특정 기억에 집중하면서 전전두엽이 자극받고, 손 근육을 섬세하게 움직이면서 그에 해당하는 뇌 부위가 활성화된다. 시작도 끝도 없이 복잡하게 뜬금없이 흘러가던 생각이 글 쓰는 속도에 맞춰 느리게 흐르며 논리력과 자제력이 향상되는데, 이 과정에서 스스로를 이성적으로 돌아볼 수 있게 된다. 학습이나 연구도 마찬가지다. 같은 내용을 눈으로 읽고 넘기는 것보다 직접 손으로 쓰고 이미지로 그려 공부할 경우 체계적인 개념이 머릿속에 더욱 잘 저장된다. 이는 글을 쓰는 행위가 우리 뇌, 특히 전전두엽을 활성화하기 때문이다.

전전두엽은 인간의 기억과 학습, 절제, 예측 등의 사고 능력에 관여한다. 이성적인 예측을 하고 충동적인 행동을 절제하고 장기적인 학습을 이끌어나가는 능력 역시 전전두엽의 발달과 관련이 깊다. 따라서 어린 시절부터 전전두엽 부위를 꾸준히 자극하고 발달시키는 훈련을 하는 것은 사고력, 창의력 및 학습 능력뿐만 아니라 예측과 계획 능력, 자제력을 향상시키는 데 많은 도움이 된다.

반면 말하기는 전전두엽 훈련에 큰 도움이 되지 않는다. 모국어로 하는 일상적인 대화는 특별한 경우를 제외하고는 태어날 때부터 자연스럽게 터득하는 것이므로 그 자체가 뇌에 특별한 자극이 되지는 않는다. 전자기기 등을 이용해 타이핑하는 것도 마찬가지다. 글자를 키보드로 쉽게 누르고 지우는 타이핑은 뇌에게 특별한 주의력을 요구하지 않는다.

실제로 많은 아이가 자기 생각이나 의견을 글로 적기 어려워한다. 간단하게라도 자기 생각을 적지 못한다는 것은 문과적 능력이 떨어지는 것만을 의미하지 않는다. 앞서 말했듯 쓰기를 통해 우리 뇌는 끊임없이 자극받으며 발달하고 그와 관련해 학습 능력, 기억력, 창의력 등이 발달한다. 하지만 어린 시기부터 자기 생각을 SNS나 유튜브에 휴대폰 자판으로 몇 글자씩 두드리는 방식에 젖어 있다 보면, 자제력을 키우는 것이나 장기기억, 먼 미래를 내다보고 이어가는 장기적인 계획 세우기 등이 어려워진다.

다행히 우리 뇌는 가소성이 있어 훈련하기에 따라 얼마든지 변할 수 있다. 처음에는 힘들겠지만 조금씩이라도 쓰는 습관을 들여간다면 차츰 뇌 기능이 향상될 것이다. 수영을 할 줄 몰랐던 사람도 꾸준히 배우고 연습하면 수영뿐 아니라 물속에서의 다양한 활동이 가능한 것처럼, 손으로 글을 쓰는 연습을 꾸준히 하면 안 쓰던 뇌의 신경세포와 네트워크가 튼튼해지면서 해당 능력이 향상되는 것이다. 인류의 역사 발전에 지대한 공헌을 한 많은 과학자와 예술가는 하나같이 '기록광'이었다는 사실을 되새

기길 바란다. •

———

특정 자극이나 요인에 따라 변화하는 뇌의 특성을 '신경가소성'
이라고 한다. 뇌의 신경가소성은 우주에서도 나타난다. 우주에서
뇌 변화가 이어지다 어느 시점이 지나면 지구에서와 같은 상태로
돌아온다는 것이다. 이는 우주 환경에 자극받은 뇌가 적응하는 과
정인 듯하다.

• 『평범함에 도둑맞은 탁월함』, 이재영 지음, 원앤원북스, 2024.

우주를 품은 한의사

'왜 하필 한의학이었을까?' 아버지의 강권에 못 이겨 한의대에 진학한 뒤에도 이따금 이런 의문이 들었다. 아버지는 하고많은 전공 중에 왜 한의학을 추천하신 것일까? 딸에게 침 맞는 것을 두려워하실 만큼 한의학에 조예가 깊은 것도 아니었는데 말이다. 아마도 내가 의사가 되기를 바라셨고 그중에서도 한의학이 적성에 맞을 것임을 꿰뚫어 보신 게 아니었을까 생각해본다.

현대의학의 주도권은 양의학으로 넘어간 지 오래다. 한의학과 양의학을 결합한 통합의학의 비중이 늘고는 있지만, 한편으로는 여전히 한의학과 양의학의 치료 방식에 적지 않은 시각차가 있다. 전 세계 우주의학은 대부분 양의학 분야에서 연구가 진행되고 있다. 근육량 손실을 막기 위해 진행된 유전자 조작 실험처럼 우주에서 나타나는 인체 변화를 해결하기 위한 파격적인 시도는 앞으로도 계속될 것이다. 물론 그러한 연구를 통해 우주에서의 다양한 질병을 치료할 수도 있고, 관련한 신약 개발에 성공할 수도 있다.

그러나 인체 변화의 원인을 근본적으로 파악하기 전에 증상 하나에 주목해서 이를 없애는 방식으로만 연구가 이루어지는 것에는 위험이 따른다. 거듭 강조했던 것처럼 체내의 증상은 이유 없이 독립적으로 발현되지 않는다. 예를 들어 만성 소화불량을 겪는 여성 환자가 내원했을 때, 소화 기능을 개선하는 약만 처방한다면 이는 증상에만 초점을 맞춘 치료가 된다. 그러나 한의학에서는 이 여성의 빈혈 증상에 주목해 생리량이 어느 정도인지까지 확인할 것이다. 그리고 생리량이 과다해서 생긴 빈혈이라는 진단이 내려진다면 생리량을 줄이는 치료를 통해 빈혈을 개선함으로써 소화불량도 해결될 것이다. 빈혈이 있으면 위장에 충분한 혈액이 공급되지 못하고, 필요한 소화 효소도 제대로 생성되지 못해 소화불량이 생길 수 있다는 원리를 고려한 것이다.

이처럼 우주의학 역시 당장의 증상을 해결하는 것뿐만 아니라 그 원인을 찾아 근본적으로 해결할 수 있도록 연구되어야 한다. 우주에서는 다량의 근육량 손실, 골밀도 손실뿐 아니라 뇌의 변화, 불면증, 우울증, 정신적인 문제 등 다양한 증상이 지구에서보다 몇 배나 빠르게 진행된다. 그런데 이 증상을 분야별로만 연구하고 각자 해결 방법을 찾으려 한다면 우주에서의 인체 변화를 궁극적으로 해결하지 못할 뿐 아니라 생각지 못한 또 다른 위험이 야기될 수도 있다. 그런 면에서 한의학은 우주의학 연구에 최적화된 학문이다. 체액 순환 원리를 바탕으로 한 한의학은 물리적인 변형 없이 인체의 고유한 메커니즘을 이용해 흐트러진 체내 질서를 바로잡음으로써 건강을 지킨다. 또한 이동하는 것만으로도 막대한 비용이 드는 우주 환경에서 한의학의 치료 시스템은 매우 경제적인 방식이기도 하다.

물론 한의학의 치료 효과를 우주에서 입증하려면 넘어야 할 산이 많다. 그러나 우리만의 전통의학이라는 자부심으로 우주의학에 접목해나간다면, 한의학의 우수성을 입증할 수 있으리라 생각한다. 우주에서 한국 전통의학의 뿌리를 다져나간다면 한국의 위상도 높아질 것이다. 관련해서 내가 연구 중인 부비동과 노화 사이의 관계가 우주에서의 여러 증상을 이해하고 해결하는 데 든든한 밑바탕이 되기를 바란다.

우주의학은 우주에서만 사용하는 의학이 아니다. 인간의 노화를 해결하는 노화의학이며, 인간의 생과 사로 이어지는 모든 문제를 아우르는 인류의학이다. 우리가 우주의학에 더욱 관심을 갖고 투자를 늘린다면 그 혜택은 우주와 상관없이 우리 모두에게 돌아온다. 앞으로 AI를 비롯해 우주 여행 및 화성 이주 등 우리 삶은 커다란 변화를 맞이할 것이다. 그 과정에서 의학 패러다임 역시 격변할 것은 불을 보듯 뻔하다. 모두에게 적용되는 말이겠지만, 특히 한의사를 꿈꾸는 후배들이 보다 넓은 세상을 바라보며 공부했으면 좋겠다.

　과학자를 꿈꾸다 한의사가 되었지만 꿈을 포기하지 않았던 나의 개인적인 이야기, 뇌과학과 호흡을 통해 얻게 된 건강에 대한 견해 들을 통해 독자들이 한의학과 우주의학에 한 걸음 더 가까워졌기를 바란다. 더불어 수면과 호흡이 건강의 기본임을 기억하기를 바란다.

　　　　　　　한의학이 인간의 건강을 책임지는 미래의학으로
　　　　　　　　　　자리매김할 날을 그리며

부록 1

건강한 호흡 방법

건강을 유지하고 노화를 늦추기 위해 많은 사람이 음식이나 운동에 신경을 많이 쓰는 데 반해, 생명 활동의 기본이자 가장 중요한 호흡에는 그다지 신경 쓰지 않는다. 우리는 하루에 2만 번 이상 호흡한다. 여기서는 스스로 다양한 방법을 시도하며 익혀왔거나, 임상을 통해 환자에게 안내하던 호흡 방법을 소개한다. 누구나 일상에서 쉽게 익힐 수 있는 실용적인 호흡 방법과 좋은 호흡을 하기 위한 다양한 정보를 정리했다. 올바른 호흡 방법을 실천하는 것만으로도 건강과 삶의 질은 놀라울 정도로 달라진다. 당신이 앓고 있는 만성 질환, 대사증후군, 퇴행성 질환의 원인은 망가진 호흡에 있다는 사실을 기억하자.

1. 코호흡하기

호흡은 공기가 폐로 들어갔다 나오는 것만이 아니다. 산소를 들이마시고 이산화탄소를 배출하는 것만도 아니다. 부비동의 공기 순환이 이루어져야 제대로 된 호흡이다. 부비동의 공기 순환은 코호흡을 할 때만 이루어진다는 것을 기억하자. 게다가 입으로 호흡하면 수분 증발이 많아지면서 피부도 건조해지고, 갈증도 늘어나며, 입안의 점막이 마르고 쉽게 염증이 생길 뿐만 아니라, 입으로 들어온 공기가 위장관으로 들어가게 되어 식도 및 위장관 장애를 유발한다.

2. 운동할 때도 코호흡하기(매우 강도 높은 운동은 예외)

운동을 열심히 했는데 오히려 건강이 나빠져서 온 환자들은 하나같이 운동 중에 입을 벌리고 호흡한 데 원인이 있었다. 입으로 호흡하면 뇌의 열을 식혀주지 못하는 것은 물론이고, 맥박과 혈압이 과도하게 상승해 심장에 더욱 부담을 준다. 또한 근육 온도가 상승하고 젖산 생성이 증가해 운동 후 근육이 회복되기까지 더 오랜 시간이 걸린다.

3. 입을 다물고 혀를 바른 위치에 두기

입이 벌어져 있으면 우리가 인지하지 못한 채 입호흡을 하게 되어 코호흡의 효율이 엄청나게 저하된다. 입을 잘 다물려면 혀의 위치가 중요하다. 침을 한번 삼켜보자. 침을 삼키는 순간의 혀 위치를 기억하자. 혀가 그보다 아래로 내려오면 입은 순식간에 벌어지게 된다. 많은 사람이 혀의 바른 위치를 의식하지 않고 지내기 때문에 자연스럽게 입이 벌어져 입호흡을 하게 된다. 혀의 바른 위치는 자세와 척추의 균형에도 상당한 영향을 미치는데, 거북목을 예방하고 척추의 바른 자세를 이끈다.

4. 천천히 말하기

말하는 사이에도 숨을 쉴 때는 입을 다물고 코호흡을 하자. 이 또한 저절로 되는 게 아니기 때문에 의식하면서 연습해야 한다. 또 말이 빠르면 말하는 사이에 입으로 호흡을 더 하게 된다. 말을 천천히 해야 하는 진짜 중요한 이유는 바로 코호흡에 있다. 특히 말하고 나면 체력이 뚝 떨어진다거나 두통이 발생한다면 말할 때 입호흡을 하지 않도록 더욱 주의해야 한다.

5. 천천히 호흡하기

호흡은 노 젓기와 같아서 천천히 길게 할수록 효율적이다. 일반적인 속도로 호흡하면 몸에서 이용되는 산소량의 4배 이상을 들이마시게 된다. 그렇게 호흡으로 들어온 산소는 약 4분의 1만 흡수하고 나머지는 다시 배출된다. 호흡을 천천히 길게 하면 더 적은 호흡으로 산소를 더 효율적으로 흡수하고 에너지 또한 더 효율적으로 생산하게 된다. 호흡을 천천히 할 수 있는 역량은 각자 다르므로 자신이 할 수 있는 정도의 느린 호흡을 연습하며 점차 느리게 호흡하자. 의도적으로 느린 호흡을 연습할 때는 1분에 6회가량이 이상적이다. 가령 2~4초 정도 들이마신 뒤 잠시 정지하고, 4초 이상 천천히 내쉰 뒤 잠시 정지하는 방법도 있다. 느린 호흡은 그 자체로 명상을 통해 얻을 수 있는 유익함의 대부분을 얻을 수 있다.

6. 날숨을 길게 쉬어 이산화탄소 함유량 높이기

호흡할 때 노폐물인 이산화탄소는 빨리 배출되는 것이 좋다고 여긴다. 그러나 사실 이산화탄소는 호흡을 조절하는 중요한 자극제로 혈액에서 조직으로의 산소 운반 능력을 향상시킬 뿐 아니라, 혈액의 pH를 조절하고 혈관을 확장시켜 뇌와 근육과 같은 조직의 혈류를 증가시킨다. 즉 호흡을 천천히 해서 조직의 이산화탄소 함유량이 높아지면 몸은 산소를 훨씬 더 효율적으로 이용한다. 반대로 격하고 가쁘게 호흡해 이산화탄소를 지나치게 배출하면 조직으로 흐르는 혈액량이 감소해 두통이나 어지럼증이 생기거나, 손발이 저리거나, 경련이 일어나기도 하며 심하면 의식을 잃기도 한다. 따라서 호흡은 천천히, 들숨보다는 날숨을 길게 쉬어 이산화탄소 함유량을 높이는 것이 중요하다. 공황장애의 흔한 증상인 과호흡증후군 또한 이산화탄소가 지나치게 저하되어 발생하는 것이다.

7. 흉식·복식·횡격막 호흡하기

숨을 들이쉴 때는 갈비뼈 사이가 멀어지고 가슴이 커지고 배가 부풀고 횡격막이 아래로 내려가는 게 좋다. 숨을 내쉴 때는 가슴과 배가 납작해지고 횡격막은 제자리로 올라오는 게 좋다. 이는 최상의 호흡이다. 건강한 아기들이 호흡하는 모습을 보면 확실하게 알 수 있다.

8. 잠자는 소리 녹음해서 들어보기

자신의 코골이 소리를 직접 들어보자. 본인의 코골이 소리를 직접 들어보지 않으면 사태의 심각성을 느낄 수 없다. 코골이, 수면무호흡이 심각한데도 매우 피곤하거나 음주를 많이 한 경우에만 약간 코를 곤다고 생각하는 사람이 대부분이다. 내가 진료했던 환자 대부분도 그랬다. 주기적으로 녹음해서 잠자는 동안의 호흡 상태를 확인하자. 그리고 또 주목해야 할 것은 코골이 소리를 내지 않고 하는 입호흡이다. 코호흡이 안 되기 때문에 입호흡을 하는 것이다. 입호흡은 코골이와 동일하게 건강을 해친다. 이런 부분 또한 녹음해서 들어보면 간단하게 판별할 수 있다.

9. 잘 때 수면테이프 사용하기

잠자는 내내 입을 잘 다물고 있을까? 그렇지 않다. 깨어 있는 동안에도 의식하지 않으면 입은 자연스럽게 벌어진다. 그런데 어떻게 잠자는 동안 입을 계속 다물고 있을 수 있겠는가. 이는 중력의 영향으로 더더욱 어렵다. 잠이 들면 근육이 이완되어 입이 벌어지기 마련이다. 이렇게 설명해도 '나는 입을 잘 다물고 자는데?'라고 생각하는 사람이 있다. 그건 잠이 들 때와 잠에서 깰 때 입을 다물고 있기 때문이다. 잘 때 이를 악물거나 이갈이를 하는 사람도 자면서 입이 벌어져 입으로 호흡하다가 뇌의 긴장도가 올라가서 그러는 것이다.

그래서 잘 때는 수면테이프를 붙여 입이 벌어지지 않게 하는 게 좋다. 코로만 숨을 쉬면 수면의 질이 월등히 상승한다. 다른 치료 없이 수면테이프만 사용하고도 초기 불면증, 야간뇨가 없어진 사례는 무수히 많다. 수면테이프로 코호흡을 유도하면 구강 컨디션도 좋아진다. 입안이 마르는 것이나 목이 칼칼한 것, 목감기, 구내염, 구취 등도 훨씬 줄어들게 된다. 코호흡은 뇌와 척수를 보호하는 위대하고도 신비한 장치이다. 수면테이프는 하찮지만 코호흡을 도와주는 막강한 도구다.

수면테이프는 입 전체에 붙여야 제대로 된 효과를 얻을 수 있다. 중간에 구멍이 있거나 부분적으로만 붙이면 테이프를 붙이지 않은 부분으로 입호흡을 하기 때문에 효과를 기대하기 어렵다. 코호흡이 심각하게 손상되지 않은 대부분의 사람은 수면 테이프 사용이 어렵지 않으나 코호흡이 심하게 저하되어 입호흡을 오랫동안 해오 던 사람은 수면테이프를 붙이면 엄청나게 답답해한다. 수면테이프를 사용하기 힘 들다면 코호흡이 좋아질 수 있도록 전문가의 치료를 받는 것이 좋다.

10. 코 세척하기

코 세척은 비염이나 부비동염 환자에게만 필요하다고 생각하는 사람이 많다. 그러 나 호흡할 때 비강이나 부비동으로 가는 통로에 코(점액과 먼지 따위가 결합된 하 얗고 끈끈한 물질)가 있으면 부비동의 공기 순환에 방해가 된다. 이에 코를 세척함 으로써 공기의 통로에 남아 있는 이물질을 제거해줘야 한다. 자기 전이나 아침에 일어나서 얼굴을 씻는 것처럼 코도 매일 1회 이상 씻는 게 좋다. 일반적으로 알려 진 코 세척 방법보다 부비동 세척에 좀 더 효율적인 방법이 있다. 체온과 비슷한 온 도의 생리식염수를 준비한다. 고개를 살짝 숙인 상태에서 얼굴을 오른쪽으로 돌린 다. '아~' 소리를 내며 왼쪽 부비동을 향해 왼쪽 콧구멍에 생리식염수를 100밀리리 터 정도 주입한다. 반대쪽도 마찬가지로 얼굴을 왼쪽으로 돌리고 '아~' 소리를 내 며 오른쪽 부비동을 향해 오른쪽 콧구멍에 생리식염수를 주입한다. 그러고 나서 코를 몇 차례 푼다. 이때 한쪽 코를 막고 반대쪽 코를 한 쪽씩 푼다. 끈끈한 코를 배 출하면 얼마나 상쾌한지 모른다. 마지막으로 부비동으로 들어간 생리식염수 용액 을 모두 배출하기 위해 상체를 많이 숙여 몇 차례 더 코를 푼다.

11. 습도 조절하기

봄, 가을, 겨울에는 습도가 낮다. 특히 겨울에는 실내 난방으로 습도가 현저히 낮 아진다. 비염, 부비동염, 피부염 등이 있는 사람뿐만 아니라 건강한 사람도 가습기

(특히 자연 증발 방식의 에어워셔)를 사용하는 것이 좋다. 여름에도 에어컨을 사용하면 실내공기가 건조해지므로 환기를 시켜 습도를 유지하도록 하자.

12. 허밍하기

최근 허밍을 하면 부비동 기능이 개선된다는 연구 결과가 있었다. 혈관 내피세포에서는 일산화질소를 생성하는데, 이 기체는 혈관을 확장시키고 항산화 작용, 항균 작용 등을 한다. 부비동에서 만들어진 일산화질소는 코호흡을 할 때 폐에 들어가 호흡과 혈액 순환을 활성화하고 혈관에 염증이 생기는 것을 막아주며, 외부 공기를 통해 들어오는 세균과 바이러스 등으로부터 우리 몸을 보호한다. 부비동에 있는 일산화질소의 양은 다른 조직에 비해 수백 배에서 1,000배 이상 많다. 허밍은 부비동에서의 일산화질소 배출을 촉진시킨다.

13. 혀 운동하기

혀로 양쪽 볼 안을 한쪽씩 10초 동안 밀어주기, 혀로 입안에서 큰 원 그리기, 혀를 최대한 말고 10초 동안 유지하기 등 혀 운동을 해보자. 혀 운동을 하면 구강과 인두의 공간이 넓어지고, 상기도 전반의 공기 흐름을 직접적으로 향상시켜 코호흡이 활성화된다. 규칙적으로 혀 운동을 하면 장기적으로 코호흡이 원활해져 코골이와 수면무호흡을 줄이는 데도 상당한 도움이 된다. 또한 비강의 혈액 순환 및 점액 생성은 물론, 구강 내 침의 분비를 촉진하며, 삼키는 능력과 발음도 개선할 수 있다.

14. 하품하기

졸리면 하품이 난다. 많은 사람이 뇌에 공급되는 산소량을 늘리기 위해 하품을 한다고 알고 있다. 그런데 하품은 그보다 중요한 역할을 한다. 하품은 뇌의 열을 식히기 위한 현상이다. 그러므로 하품을 할 때는 열이 최대한 방출되도록 가능한 입을 크게 벌리는 것이 좋다. 노화가 진행될수록 턱관절의 유연성이 떨어져 벌릴 수 있는 입의 크기가 줄어든다. 더불어 턱관절 장애 또한 입호흡 때문에 발생한다. 입을 크게 벌려주면 턱의 건강은 물론, 부비동에도 긍정적인 영향을 미친다. 하루에 다섯 번 이상은 입을 크게 벌려 하품하자. (단, 턱관절 장애가 있는 경우, 추나 치료로 턱관절을 치료한 후 입을 크게 벌리도록 하자.)

15. 체중 관리하기

체중이 증가하면 비강 점막과 목 주변이 두꺼워지면서 코호흡이 저하되고 코골이가 생긴다. 일반적으로 BMI 25 이상(과체중)이거나, 목둘레가 남성 38센티미터, 여성 33센티미터 이상이면 코골이가 생길 가능성이 높다. 코골이가 발생하면 코호흡이 힘들어져 부비동 기능이 현저히 저하되고, 수면무호흡이 발생하기도 한다. 청소년기에 과체중이나 비만이 아니었던 경우, 20대 초반 몸의 대사가 왕성한 시기의 체중이 자기 몸의 적정 체중이다. 이때의 체중을 유지하도록 하자.

16. 알코올 멀리하기

과다한 음주는 알코올성 치매라는 결과를 초래하기도 한다. 장기간 알코올을 섭취하면 뇌가 심각하게 손상되기 때문이다. 알코올로 인한 뇌 손상뿐만 아니라 코골이와 수면무호흡에 의한 손상 또한 간과할 수 없다. 알코올을 섭취하면 혈관이 확장되고 세포 내부의 수분이 바깥으로 빠져나가 점막이 붓는데, 특히 코와 구강, 위장관 점막의 부종이 두드러지며, 이는 코호흡 기능을 저하시킨다.

부록 2

건강한 수면 방법

건강에 있어 호흡 다음으로 중요한 것은 수면이다. 수면 또한 건강에 미치는 영향이 엄청나다. 수면은 반드시 깜깜한 밤에 이루어져야 하는데, 그래야만 뇌와 몸의 건강이 회복되어 정상적으로 기능하게 된다. 이때 기억해야 할 것이 있다. 호흡이 건강해야 수면도 건강하다. 앞에서 안내한 방법으로 건강한 호흡을 하게 된 다음에는 건강한 수면을 실천하도록 하자. 이것이 건강의 핵심이다.

1. 지구 자전 주기에 맞춰서 자기

식사는 정해진 시간에 규칙적으로 하는 것이 중요하다고들 말한다. 그런데 규칙적으로 해야 하는 것 1순위는 단연코 수면이다. 인간의 생리 기전은 밤새 환하게 지낼 수 있는 현대에 적응되어 있지 않다. 인간의 역사는 대략 300~350만 년이고 이중 95퍼센트가 넘는 기간 동안 수렵채집을 하면서 살아왔다. 그렇기 때문에 우리 몸은 수렵채집을 하던 구석기 시대 인류의 몸처럼 기능한다. 지구 자전에 따라 깜깜한 밤이 되면 자야 한다. 밤 9~10시에 잘 수 있으면 좋고, 늦더라도 11시에는 자야 수면의 효과를 극대화할 수 있다.

2. 하루에 7~8시간 자기

본문에서도 누누이 언급했지만 잠을 충분히 자지 않으면 몸도 정신도 건강할 수 없다. 음식은 먹지 않아도 한 달까지는 생존할 수 있지만, 잠을 자지 않은 상태로는 13일이 지나면 생존이 불가능하다. 자는 시간은 낭비가 아니다. 부정적 감정을 풀어주고, 기억력을 강화시키며, 뇌를 수선하고 몸을 충전하는 시간이다. 하루에 7~8시간씩은 자야 노화도 늦출 수 있고 건강하게 생활할 수 있다.

3. 서늘하게 자기

열대야에 잠을 못 이루거나 자다가 자꾸 깨는 것은 대기의 온도가 높기 때문이다. 수면의 질을 높이려면 실내온도가 서늘해야 좋다. 겨울에도 실내온도가 너무 높으면 오히려 수면의 질이 낮아진다. 난방을 하더라도 실내온도는 24도를 넘지 않는 게 좋다. 또한 온열매트도 머리 부분을 제외한 상태에서 가급적 저온으로 사용하는 게 좋다. 마지막으로 눈 주변을 온열 찜질하면서 자는 것은 피하는 게 좋다. 눈도 뇌와 마찬가지로 열이 많이 발생하는 기관이기 때문이다.

4. 바른 자세로 누워서 자기

몸이 젊을 때는 척추 자세만 잘 유지하면 어떤 자세로 자든 문제가 되지 않는다. 단, 엎드려서 자면 코가 막히기 쉽고, 숨을 쉬기 위해 고개를 한쪽으로 돌려야 하기 때문에, 척추측만증이 생길 확률이 높아진다. 그러다가 나이가 들어감에 따라 근육의 힘이 약해지면서 옆으로 누워서 자면 어깨나 고관절에 상당한 무리가 온다. 오십견의 가장 큰 원인은 옆으로 누워서 자는 것이다. 그런데 똑바로 누워서 잘 수 없다면 다음 사실을 간과해서는 안 된다. 과체중이나 만성 부비동염으로 부비동의 기능이 저하되면 똑바로 누웠을 때 부비동의 공기 순환이 원활하지 않아 똑바로 잘 수 없게 되는 것이다. 원활한 코호흡과 부비동의 상태 개선을 위해서는 전문가의 도움을 받아야 한다.

5. 입에 수면테이프 붙이고 자기

수면테이프는 잠자는 동안 입호흡을 막고 코호흡을 활성화시켜줌으로써 수면의 질을 높인다. 질 좋은 수면은 뇌를 보호하는 강력한 무기다. 노화가 진행될수록 수면의 질이 나빠지고, 뇌 기능 저하에 속도가 붙는다. 뇌를 보호하고 노화를 늦출 수 있는 수면테이프는 매일 밤 이용하는 게 좋다.

6. 일찍 자려면 일찍 일어나기

늦게 자고 늦게 일어나는 습관을 바꾸기 위해 일찍 잠들려고 하지만 이는 쉽지가 않다. 일찍 자기 위해서는 일찍 일어나는 것이 우선이다. 평소에도 일어나는 게 힘든데 더 일찍 일어나기란 쉬운 일이 아니다. 그래서 일어나는 시간을 앞당길 때 10~20분 길어야 30분 정도로 계획하는데, 이러면 오히려 더 일어나기 힘들어진다. 1시간이나 1시간 30분 정도를 앞당겨야 일어나기가 훨씬 수월한데, 그 이유는 수면의 패턴 때문이다. 일반적으로 깊은 수면이 지속되다 아침이 되어 수면이 얕아져서 깨는 게 아니다. 깊은 잠과 얕은 잠을 반복하며 각성에 가까운 상태는 5~6회 정도 반복된다. 각성에 가까운 상태가 되었을 때 일어나기가 훨씬 쉽다.

7. 초저녁에 잠이 온다면 부신피질 호르몬 저하 의심하기

늦은 시간에 낮잠을 피해야 한다는 것은 많은 사람이 알고 있다. 그런데 의외로 저녁 식사 후 잠깐 쉬다가 조는 사람이 많다. 이는 부신피질 호르몬 저하증의 대표적인 증상이다. 호르몬이 너무 저하되어 깨어 있는 상태로 버틸 수 없게 되는 것이다. 이렇게 초저녁에 잠깐 눈을 붙이면 밤에 늦게 자게 되고, 늦게 자면 호르몬이 생성 시간대를 놓쳐 호르몬 생성이 저하되는 악순환에 빠지게 된다.

8. 자기 전 전자기기 멀리하기

자기 전에 전자기기를 멀리해야 한다는 사실은 모두 알고 있을 것이다. 그렇지만 너무 중요하기 때문에 여기서도 빼놓을 수 없다. 영상을 시청하는 것은 블루라이

트가 있건 없건 수면을 방해한다. 또한 늦은 밤에는 조명을 어둡게 하는 것이 좋다. 자전 주기에 따라 깜깜한 밤이 되면 생체시계가 이에 반응해 잠이 오도록 유도하는데, 대낮처럼 환하면 생체시계를 교란시킨다. 너무 하얗고 밝은 빛은 우리의 신경을 더욱 예민하게 만들기 때문이다. 한 가지 더, 누워서 영상을 시청하면 턱관절과 목디스크에 매우 치명적이다. 잠잘 때 이외에는 누워 있지 않는 게 좋다. 누워 있으면 빨리 늙는다.

9. 카페인 멀리하기

커피, 보이차 등 카페인이 다량 함유된 식품에도 건강에 유익한 성분이 들어 있다. 그러나 결정적으로 수면의 질에 방해가 된다면 제아무리 효능이 좋다 하더라도 폐해가 더 클 수밖에 없다. 카페인을 섭취하고 문제없이 잠을 잔다고 하더라도 뇌는 그렇지 않다. 깨어 있는 동안 사용했던 에너지 부산물인 아데노신은 잠자는 동안 제거되어야 한다. 그런데 카페인을 섭취하면 아데노신이 제거될 때 필요한 아데노신 수용체가 카페인과 더 잘 결합하면서 아데노신이 제대로 제거되지 않아 다음 날 아침 다시 카페인이 필요한 상태가 되는 악순환이 거듭된다. 카페인의 반감기가 5~10시간 이상임을 감안하면 하루 한 잔만 마시더라도 몸에 카페인이 엄청나게 축적된다. 그리고 카페인을 섭취하고도 잠을 잘 잘 수 있는 상태가 20~30년 후까지 유지되기 힘들다는 사실을 잊지 말자. 우선 가볍게 커피 한 달 끊기에 도전해보자. 처음에는 몸이 피곤하고 꽤 힘들 수 있다. 그러나 한 달 뒤에는 전혀 다른 컨디션을 느낄 것이다.

10. 알코올 멀리하기

음주는 잠을 잘 못 자는 사람들이 잠을 청하기 위해 손쉽게 활용하는 방법이다. 알코올을 섭취하면 잠을 잘 잘 수 있다고 생각하지만, 알코올은 오히려 수면을 방해

한다. 밤새 수면의 질이 나빴던 것을 기억하지 못할 뿐이다. 게다가 알코올은 코호흡을 방해해 수면의 질을 더욱 형편없게 만든다.

11. 야간뇨 증상이 나타난다면 자기 전 수분 섭취 피하기

잠자기 전 물 한 잔은 건강에 이롭기만 할까? 최근 대규모 연구를 통해 하루 2리터 이상의 물을 마시는 게 건강에 좋다는 가설이 틀렸다는 결과가 밝혀졌다. 잠자기 전 물을 마시는 데 이로운 점이 있다 하더라도 중간에 깨서 소변을 보게 되는 야간뇨를 유발한다면 이야기는 달라진다. 신체 나이가 젊고, 수분 대사 및 호르몬 생성이 왕성할 때는 밤에 물을 마셔도 중간에 깨지 않고 잠을 잘 잘 수 있다. 그러나 노화가 진행되면서 수분 대사 능력이 저하되고 깊은 수면을 만드는 능력이 저하되면 자기 전에 마신 물 한 잔으로 야간뇨가 발생할 수 있다. 물론 수면의 질을 더 좋아지게 함으로써 야간뇨를 치료할 수도 있지만, 기본적으로 늦은 시간의 수분 섭취는 피하는 것이 좋다. 잠자기 전에 목이 말라 물을 마셔야 하는 경우에도 짠 음식을 많이 먹었기 때문이 아니라면, 입호흡으로 인해 몸 안의 수분이 부족해진 탓일 수 있다. 특히 자다 깨서 목이 마르다면 이는 자면서 입호흡한 결과다. 참고로 하루 수분 섭취 권장량은 개인마다 수분 대사율이나 음식을 통한 수분 섭취량이 달라 일률적으로 적용할 수 없는데, 충분한 양의 소변을 하루 5회 내외로 보게 되는 정도면 충분하다.

부록 3
그 밖에 노화를 늦추고 뇌 건강을 유지하는 방법

1. 진짜 스트레스 받지 않기

건강을 해치는 진짜 스트레스는 우리가 일상적으로 받는 스트레스가 아니라는 것을 한 번 더 강조하고 싶다. 스트레스는 충분히 활용하면 된다. 단, 호흡과 수면이 무너지는 것이 건강을 해치는 진짜 스트레스라는 점을 기억하자.

2. 손으로 글씨 쓰기

뇌를 위한 최상의 운동은 쓰기다. 머릿속으로 아무리 열심히 생각한들, 책을 아무리 열심히 읽은들 쓰는 것만 같지 않다. 느낀 점을 쓰는 것도 좋고, 책을 필사하는 것도 좋으나, 보다 효율적으로 뇌를 단련시키고 싶다면 익숙하지 않은 생소한 정보들을 쓰면서 외우는 것이 좋다. 그래서 종종 환자들에게 주기율표나 뇌 구조 등을 여러 번 써서 외우도록 안내하기도 한다.

▸ 지금부터는 수면이나 호흡과 관련된 다양한 증상을 좀 더 자세히 살펴보겠다. 이를 활용해 자기 몸에서 나타나는 증상을 더 잘 이해하고, 몸을 건강하게 관리하며, 도움이 필요한 시기에 적절하게 도움을 받을 수 있기를 바란다.

평가 도구 사용 시 주의사항

- 이 평가 도구는 일반적인 지침일 뿐이며, 개인의 상황에 정확히 들어맞지 않을 수 있다.
- 이 평가 도구는 전문적인 의료 진단을 대체할 수 없다. 의심되는 증상이 있다면 의료진의 진료를 받아야 한다.
- 특별한 증상이 없더라도 일상적인 건강 관리가 필요하며, 정기적인 검진도 빼놓지 않아야 한다.

수면의 질 평가하기

엡워스 졸음 척도와 피츠버그 수면의 질 지수는 수면의 질을 객관적으로 평가하는 도구이다.

1. 엡워스 졸음 척도(Epworth Sleepiness Scale, ESS)

일상에서 졸음을 느끼는 정도를 평가하는 도구다.

1) 평가 방법

다음과 같은 일상적인 상황에서 졸음이 오는 정도를 0~3점으로 평가한다.

상황	0 전혀 졸리지 않음	1 약간 졸림	2 상당히 졸림	3 매우 졸림
앉아서 책 읽을 때				
TV를 볼 때				
공공장소에서 가만히 앉아 있을 때 (예: 영화관이나 회의 중)				
한 시간 동안 차를 타고 갈 때 (운전하지 않고 탑승만 할 경우)				
오후에 쉬기 위해 누워 있을 때				
앉아서 다른 사람과 대화할 때				
점심 식사 후 앉아 있을 때				
운전 중 교통 체증으로 몇 분간 멈춰 있을 때				

2) 채점 방법

- 0~5점: 정상 범위
- 6~10점: 경미한 주간 졸음
- 11~15점: 중등도 주간 졸음
- 16~24점: 중증 주간 졸음

3) 권장 사항

- 11점 이상: 수면 전문의 상담 권장
- 16점 이상: 즉각적인 의료 평가 필요(수면무호흡증 등의 심각한 수면장애 의심)

2. 피츠버그 수면의 질 지수(Pittsburgh Sleep Quality Index, PSQI)

지난 1개월 동안 수면의 질을 평가하는 도구로 잠들기까지 걸리는 시간, 수면 시간, 수면 효율, 수면 방해 요소, 수면제의 사용, 주간 기능장애를 파악하기 위한 문항으로 구성되어 있다.

⑴ 잠자리에 드는 시간은 보통 몇 시입니까?

⑵ 잠자리에 든 후 잠들기까지 보통 얼마나 걸렸습니까?

⑶ 아침에는 보통 몇 시에 일어났습니까?

⑷ 실제 수면 시간은 하루 평균 몇 시간이었습니까?

⑸ 다음과 같은 이유로 잠을 자는 데 얼마나 자주 어려움이 있었습니까?

    ① 30분 이내에 잠들 수 없었다.

    ② 한밤중이나 새벽에 깼다.

    ③ 화장실에 가기 위해 일어나야 했다.

    ④ 편안하게 숨을 쉴 수 없었다.

⑤ 기침을 하거나 시끄럽게 코를 골았다.

⑥ 너무 춥다고 느꼈다.

⑦ 너무 덥다고 느꼈다.

⑧ 나쁜 꿈을 꾸었다.

⑨ 통증이 있었다.

⑩ 그 외에 다른 이유가 있다면 적어주십시오.

(6) 잠들기 위해 약을 얼마나 자주 복용했습니까?

(7) 운전하거나 밥을 먹거나 사회활동을 하는 동안 졸음으로 인해 얼마나 자주 어려움이 있었습니까?

(8) 일에 집중하는 데 얼마나 자주 어려움이 있었습니까?

(9) 전반적인 수면의 질은 어떠했습니까?

1) 평가 방법

· 주관적 수면의 질★

(9) 전반적인 수면의 질은 어떠했습니까?

0	1	2	3
매우 좋음	좋음	나쁨	매우 나쁨

· 수면 잠복기

(2) 잠자리에 든 후 잠들기까지 보통 얼마나 걸렸습니까?

0	1	2	3
15분 이하	16~30분	31~60분	60분 초과

(5)-① 30분 이내에 잠들 수 없었다.

0	1	2	3
없음	주 1회 미만	주 1~2회	주 3회 이상

〈두 점수의 합〉★

0	1	2	3
0	1~2	3~4	5~6

• 수면 시간★

(4) 실제 수면 시간은 하루 평균 몇 시간이었습니까?

0	1	2	3
7시간 초과	6~7시간	5~6시간	5시간 미만

• 수면 효율★

(1) 잠자리에 드는 시간은 보통 몇 시입니까?

(3) 아침에는 보통 몇 시에 일어났습니까?

(4) 실제 수면 시간은 하루 평균 몇 시간이었습니까?

수면 효율 = (실제 수면 시간/침대에서 보낸 시간)×100

0	1	2	3
85% 초과	75~84%	65~74%	65% 미만

• 수면 방해

상황	0	1	2	3
	없음	주 1회 미만	주 1~2회	주 3회 이상
② 한밤중이나 새벽에 깼다.				
③ 화장실에 가기 위해 일어나야 했다.				
④ 편안하게 숨을 쉴 수 없었다.				
⑤ 기침을 하거나 시끄럽게 코를 골았다.				
⑥ 너무 춥다고 느꼈다.				
⑦ 너무 덥다고 느꼈다.				
⑧ 나쁜 꿈을 꾸었다.				
⑨ 통증이 있었다.				
⑩ 그 외에 다른 이유가 있다면 적어주십시오.				

〈9개 항목 점수의 합〉★

0	1	2	3
0	1~9	10~18	19~27

• 수면제 사용★

(6) 잠들기 위해 약을 얼마나 자주 복용했습니까?

0	1	2	3
없음	주 1회 미만	주 1~2회	주 3회 이상

• 주간 기능장애

(7) 운전하거나 밥을 먹거나 사회활동을 하는 동안 졸음으로 인해 얼마나 자주 어려움이 있었습니까?

0	1	2	3
없음	주 1회 미만	주 1~2회	주 3회 이상

(8) 일에 집중하는 데 얼마나 자주 어려움이 있었습니까?

0	1	2	3
없음	주 1회 미만	주 1~2회	주 3회 이상

〈두 점수의 합〉★

0	1	2	3
0	1~2	3~4	5~6

2) 채점 방법

★ 표시가 있는 7개 표의 점수를 모두 더한다.

• 0~5점: 정상 상태
• 5~10점: 숙면하지 못하는 상태로 수면의 질과 양에 방해 요소가 있는 상태
• 11~21점: 수면장애 상태로 장기화되면 또 다른 문제를 불러일으킬 수 있으므로 적극적인 치료 필요

비강 상태 평가하기

총 비강 증상 점수(Total Nasal Symptom Score, TNSS) 척도는 비염의 주요 증상을 평가하는 데 널리 사용하는 도구이다. 알레르기성 비염과 비알레르기성 비염 모두에 적용할 수 있다.

1) 평가 방법

각 증상에 대해 0~3점으로 평가한다.

점수	증상 정도	증상
0	증상 없음	
1	경미한 증상	증상이 있지만 쉽게 견딜 만함
2	중등도 증상	증상이 불편하지만, 일상적인 활동이나 수면을 크게 방해하지 않음
3	심한 증상	증상이 불편하고, 일상적인 활동이나 수면을 방해함

(1) 콧물

점수	증상 정도	증상
0	증상 없음	
1	경미한 증상	코를 훌쩍거리거나 휴지가 필요한 정도(일 1~5회)
2	중등도 증상	코를 훌쩍거리거나 휴지가 필요한 정도(일 6~10회)
3	심한 증상	콧물이 쉴 새 없이 흘러내리는 정도

(2) 코막힘

점수	증상 정도	증상
0	증상 없음	
1	경미한 증상	호흡에 지장은 있지만 불편하지 않은 정도
2	중등도 증상	코가 막힌 듯하고 때로 입으로 숨을 쉬어야 하는 불편함이 있는 정도
3	심한 증상	코로 호흡하기 매우 힘든 상태로 그로 인해 수면장애가 있으며 냄새를 맡을 수 없고 목소리도 변하는 정도

(3) 재채기

점수	증상 정도	증상
0	증상 없음	
1	경미한 증상	일 1~5회
2	중등도 증상	일 6~10회
3	심한 증상	일 10회 이상

(4) 코 가려움

점수	증상 정도	증상
0	증상 없음	
1	경미한 증상	가려움은 있으나 불편하지 않은 정도
2	중등도 증상	가려움으로 일상생활에 지장이 있는 정도
3	심한 증상	심한 가려움으로 매우 불편한 정도

2) 채점 방법

- 0~3점: 경미한 비염
- 4~8점: 중등도 비염
- 9~12점: 중증 비염

부비동 상태 평가하기

비부비동 결과 검사(Sino-Nasal Outcome Test-22, SNOT-22)는 만성 비부비동염 환자의 증상과 건강과 관련된 삶의 질을 평가하는 환자 보고 결과 측정 도구다. 총 22개 항목으로 비강 증상, 귀·얼굴 증상, 수면 관련 증상, 심리적 기능 등을 포함한다.

1) 평가 방법

각 증상에 대해 0~5점으로 평가한다.

증상	0 문제 없음	1 매우 경미한 문제	2 경미 또는 약간의 문제	3 중등도 문제	4 심각한 문제	5 가능한 최악의 문제
코막힘						
코 분비물						
재채기						
콧물						
기침						
후비루						
진한 코 분비물						
귀 충만감, 먹먹함						
어지러움						
귀 통증						

얼굴 통증·압박감						
후각·미각 감소						
수면 곤란						
야간 수면 중 깨어남						
수면 부족						
피곤함						
생산성 감소						
집중력 감소						
좌절감·불안 ·짜증						
슬픔						
당황스러움						
후각·미각 이상						

2) 채점 방법

- 높은 점수일수록 증상이 심각함을 의미
- 일반적으로 총점 8점 이하는 정상으로 간주
- 만성 비부비동염 환자의 평균 점수는 약 40점 정도
- 수술적 치료를 고려하는 기준점은 보통 20점 이상

3) 평가 도구에서는 언급되지 않았지만, 부비동 기능 저하와 관련된 증상들

- 두통, 소화불량을 동반한 두통, 멀미
- 안구건조증, 눈곱, 눈물, 잦은 하품
- 좌우 시력의 현저한 차이, 현저한 시력 저하, 기타 안구 질환

- 안면 홍조, 얼굴이나 머리의 열감, 얼굴 부종, 다크서클
- 이명, 중이염, 청력 저하
- 코 건조감, 코를 킁킁거림, 코피, 코딱지
- 식사 중 콧물, 식사 후 가래 증가
- 입 마름, 구취, 목에 가래 낀 느낌, 구내염, 혀 통증
- 코 막힌 목소리, 목소리 변화, 목이 잘 쉼, 1년에 2회 이상의 감기
- 한숨, 숨참, 낮은 폐활량, 잦은 감기
- 탈모, 비듬, 지루성 피부염, 아토피 피부염, 갱년기 피부염, 건선, 성인형 여드름
- 두드러기, 피부묘기증, 피부건조증, 피부가려움증, 각종 피부염
- 이갈이, 잠꼬대, 코골이, 수면 중 땀이 남, 하지불안증후군
- 긴장, 예민, 불안
- 과도한 땀, 수족다한증, 식사 중 과도한 땀
- 수족냉증, 온도 변화에 민감, 추위를 많이 타면서도 찬물을 선호
- 담 결림, 잦은 근육통, 기상 후 근육통
- 더부룩함, 식도염, 속쓰림, 트림, 방귀, 사레, 연하곤란
- 잔뇨감, 빈뇨, 요실금, 절박뇨, 방광염, 야간뇨

호흡 곤란 여부 평가하기

MRC 호흡 곤란 척도(Medical Research Council Dyspnea Scale)는 일상적인 활동 중 경험하는 호흡 곤란의 정도를 평가하는 도구로 주로 만성 폐 질환 환자의 기능적 상태를 평가하는 데 사용하는 도구이다.

1) 평가 방법

특정 활동 수준에서의 호흡 곤란 정도를 평가한다.

단계	증상
0	힘든 운동을 할 때만 숨이 차다.
1	평지를 빨리 걸을 때나 약간 오르막길을 걸을 때 숨이 차다.
2	평지를 걸을 때 같은 나이대의 사람들보다 천천히 걷거나, 숨이 차서 멈춰 쉬어야 한다.
3	숨이 너무 차서 집에서 나갈 수 없다. 옷을 입거나 벗을 때도 숨이 차다.

입호흡 여부 평가하기

입호흡 척도(Mouth Breathing Scale, MBS)는 일상생활에서 입으로 호흡하는 정도를 평가하는 도구이다. 입호흡의 빈도와 강도를 측정하여 개인의 호흡 패턴을 파악하고, 코호흡의 중요성을 인식시키는 데 활용하는 척도이다.

1) 평가 방법

각 상황의 빈도를 0~3점으로 평가한다.

상황	0 전혀 아니다	1 가끔 그렇다	2 자주 그렇다	3 항상 그렇다
입을 벌리고 자는가?				
입술이 건조한가?				
아침에 목이 건조한가?				
코막힘이 있는가?				
식사 중 물을 자주 마시는가?				
말할 때 숨이 찬가?				
코를 푸는 데 어려움이 있는가?				
입을 벌리고 있으면 편한가?				

2) 채점 방법

모든 문항의 점수를 합산한다.

- 높은 점수일수록 입호흡 경향이 강함을 의미
- 0~4점: 정상
- 5~7점: 경도의 입호흡
- 8점 이상: 중등도 이상의 입호흡

3) 평가 도구에 포함되지는 않았지만, 입호흡으로 인해 발생하는 구조적 문제들

- 비중격만곡증, 좁고 긴 턱, 턱관절 장애, 안면비대칭
- 돌출된 앞니, 치열 불균형, 부정교합
- 치아 발육 이상(치아가 제대로 나오지 않았거나 아예 없음), 치아의 이른 손실
- 거북목, 아데노이드 비대, 편도 비대

부록 9

수면무호흡이 악화시키는 질환들

1. 심혈관 질환

- 고혈압: 수면 중 반복적인 저산소증으로 인해 혈압이 상승
- 부정맥: 특히 심방세동의 위험 증가
- 관상동맥 질환: 심근경색 위험 증가
- 심부전: 심장에 과도한 스트레스를 줌
- 뇌졸중: 뇌혈관 질환 발생 위험 증가

2. 대사성 질환

- 제2형 당뇨병: 수면 중 반복적인 저산소증으로 인한 혈당 상승으로 인슐린 저항성 증가
- 비만: 수면무호흡과 비만은 서로 악화시키는 관계
- 대사증후군: 복부 비만, 고혈압, 고지혈증, 인슐린 저항성 동반

3. 호흡기 질환

- 기침: 입면 시 혹은 수면 중 기침 야기
- 천식: 증상 악화 및 야간 발작 증가
- 만성 폐쇄성 폐 질환(COPD): 야간 저산소증 악화

4. 신경계 질환

- 두통: 특히 아침 두통 빈도 증가
- 인지기능 저하: 집중력, 기억력 감소
- 치매: 장기적인 수면무호흡은 치매 위험 증가와 연관

5. 내분비계 질환

- 갑상선 기능 이상: 갑상선호르몬 분비에 영향을 줌
- 성호르몬 불균형: 테스토스테론 감소, 성기능 장애
- 성장호르몬 감소: 자가 회복력 저하

6. 위장관 질환

- 위식도 역류 질환(GERD): 수면 중 역류 증상 악화
- 간 질환: 비알코올성 지방간 위험 증가

7. 안과 질환

- 녹내장: 안압 상승 위험 증가
- 안구건조증

8. 임신 관련 문제

- 임신성 고혈압
- 임신성 당뇨병
- 저체중아 출산 위험 증가

9. 수술 관련 합병증

- 마취 후 합병증 위험 증가
- 수술 후 회복 지연

10. 정신 건강 문제

- 우울증: 수면의 질 저하로 인한 기분 장애로 우울감, 무기력뿐만 아니라 분노조
  절장애 발생
- 불안장애, 외상후 스트레스 장애: 수면의 질 저하로 인한 호르몬 생성 감소로
  스트레스 대응력의 심각한 저하
- 중독 및 강박: 수면의 질 저하로 도파민과 세로토닌 등 신경전달물질의 불균형

을 초래하고 서로 악순환

- 활력이 떨어지고 삶의 질 저하

11. 사고 위험 증가
- 주간 졸음으로 인한 교통사고, 작업장 사고 위험 증가

12. 면역 기능 저하
- 감염에 대한 취약성 증가

13. 암
- 일부 연구에서 특정 암(예: 췌장암) 위험과의 연관성 제시

참고 문헌

- 『5분의 기적 EFT』 최인원, 김원영, 정유진 지음, 정신세계사, 2008
- 『가이아』 제임스 러브록 지음, 홍욱희 옮김, 갈라파고스, 2004
- 『감정의 발견』 마크 브래킷 지음, 임지연 옮김, 북라이프, 2020
- 『과학혁명의 구조』 토머스 새뮤얼 쿤 지음, 까치, 2013
- 『국소 해부학』 대한해부학회 지음, 고려의학, 2002
- 『그레인 브레인』 데이비드 펄머터 지음, 이문영·김선하 옮김, 지식너머, 2015
- 『그림으로 읽는 뇌과학의 모든 것』 박문호 지음, 휴머니스트, 2013
- 『내 몸 안의 뇌와 마음 탐험, 신경 정신의학』 고시노 요시후미 지음, 황소연 옮김, 전나무숲, 2022
- 『너무 놀라운 작은 뇌세포 이야기』 도나 잭슨 나카자와 지음, 최가영 옮김, 브론스테인, 2021
- 『노트의 품격』 이재영 지음, 푸른들녘, 2018
- 『느리게 나이 드는 습관』 정희원 지음, 한빛라이프, 2023.
- 『다정한 것이 살아남는다』 브라이언 헤어·바네사 우즈 지음, 이민아 옮김, 디플롯, 2021
- 『당신의 꿈은 우연이 아니다』 안토니오 자드라·로버트 스틱골드 지음, 장혜인 옮김, 추수밭, 2023
- 『데미안』 헤르만 헤세 지음, 전영애 옮김, 민음사, 2000
- 『도파미네이션』 애나 렘키 지음, 김두완 옮김, 흐름출판, 2022
- 『떡갈나무 바라보기』 주디스 콜·허버트 콜 지음, 후박나무 옮김, 사계절출판사, 2002

- 『마지막 강의』 랜디 포시·제프리 재슬로 지음, 심은우 옮김, 살림출판사, 2008

- 『멍 때리기의 기적』 스리니바산 필레이 지음, 안기순 옮김, 김영사, 2018

- 『메이킹 머니 해피』 하버트 N. 카슨 지음, 황현덕 옮김, 수린재, 2007

- 『모든 것은 그 자리에』 올리버 색스 지음, 양병찬 옮김, 알마, 2019

- 『뭐든지, 호르몬!』 이토 히로시 지음, 윤혜원 옮김, 계단, 2016

- 『별밤 365일』 이태형 지음, 현암사, 1999

- 『브루스 맥쿠엔의 스트레스의 종말』 브루스 맥쿠엔 지음, 최준식·이연경 옮김, 시그
  마북스, 2010

- 『비욘드 그래비티』 매일경제 국민보고대회팀 지음, 매일경제신문사, 2021

- 『비폭력대화』 마셜 B. 로젠버그 지음, 캐서린 한 옮김, 한국NVC출판사, 2017

- 『사진으로 공부하는 이비인후과학』 정현아 지음, 군자출판사, 2020

- 『사피엔스』 유발 하라리 지음, 조현욱 옮김, 김영사, 2015

- 『살아있는 에너지』 콜럼 코츠 지음, 유상구 옮김, 양문, 1998

- 『상한금궤방 사용설명서』 노의준 지음, 바른한약출판사, 2018

- 『숨 하나 잘 쉬었을 뿐인데』 혼마 이쿠오 지음, 조해선 옮김, 북라이프, 2019.

- 『슈거 블루스』 윌리엄 더프티 지음, 이지연·최광민 옮김, 북라인, 2006

- 『스트레스의 힘』 캘리 맥고니걸 지음, 신예경 옮김, 21세기북스, 2020

- 『시크릿』 론다 번 지음, 김우열 옮김, 살림 Biz, 2007

- 『여기가 끝이 아니다』 린 그라본 지음, 황을호 옮김, 나비스쿨, 2021

- 『우리는 왜 잠을 자야 할까』 매튜 워커 지음, 이한음 옮김, 사람의집, 2019

- 『우아한 우주』 엘라 프랜시스 샌더스 지음, 심채경 옮김, 프시케의숲, 2021

- 『울트라 러닝, 세계 0.1%가 지식을 얻는 비밀』 스콧 영 지음, 이한이 옮김, 비즈니스

북스, 2020

- 『의학생리학』 아서 기튼 외 지음, 의학계열 교수 27인 옮김, 정담, 2002

- 『이보디보, 생명의 블랙박스를 열다』 션 B. 캐럴 지음, 김명남 옮김, 지호, 2007.

- 『이토록 뜻밖의 뇌과학』 리사 펠드먼 배럿 지음, 변지영 옮김, 더퀘스트, 2021

- 『임상상한론』 노영범 지음, 바다출판사, 2020

- 『자율신경계질환, 도수치료』 Thomas Giammatteo 지음, 김명준 외 옮김, 영문출판사, 2012

- 『전립샘염과 골반통증의 새로운 치료법』 데이비드 와이즈·로니드 앤더슨 지음, 골반통증을 치료하는 한의사들의모임 옮김, 군자출판사, 2008

- 『정신병을 만드는 사람들』 앨런 프랜시스 지음, 김명남 옮김, 사이언스북스, 2014

- 『정신질환의 진단 및 통계 편람』 American Psychiatric Association 지음, 권준수 외 옮김, 학지사, 2023

- 『종이 위의 기적 쓰면 이루어진다』 헨리에트 앤 클라우저 지음, 안기순 옮김, 한언출판사, 2016

- 『책은 도끼다』 박웅현 지음, 북하우스, 2011.

- 『치유』 루이스 L. 헤이 지음, 박정길 옮김, 나들목, 2012

- 『카페인 권하는 사회』 머리 카펜터 지음, 김정은 옮김, 중앙북스, 2015.

- 『타이탄의 도구들』 팀 패리스 지음, 박선령·정지현 옮김, 토네이도, 2018

- 『통증혁명』 존 사노 지음, 이재석 옮김, 국일미디어, 2017

- 『티베트의 즐거운 지혜』 욘게이 밍규르 린포체 지음, 김소향·류시화 옮김, 문학의숲, 2009

- 『플라이 투 더 문』 마이클 콜린스 지음, 최상구·김인경 옮김, 뜨인돌, 2008

- 『한의학 순환구조론』 이학로 지음, 주민출판사, 1999

- 『호흡의 기술』 제임스 네스터 지음, 승영조 옮김, 북트리거, 2021

- 『호흡혁명』 음슈옌 지음, 이소희 옮김, 일요일, 2018

- 『희망을 찾는가』 게세코 폰 뤼프케·페터 예를렌바인 지음, 김시형 옮김, 갈라파고스, 2011

- 『힐 유어 바디』 루이스 L. 헤이 지음, 김문희 옮김, 슈리크리슈나다스아쉬람, 2011

- 『E=mc2』 데이비드 보더니스 지음, 김민희 옮김, 생각의나무, 2005

- 『Health through balance』 Yeshi Donden 지음, Snow lion, 1986

- 『NLP로 신념체계 바꾸기』 로버트 딜츠 지음, 권병희 옮김, 학지사, 2019

- 『The Quintessence Tantras of Tibetan Medicine』 Barry Clark 지음, Shambhala, 1995

- Aiping, Mu., Zhuojun, Ni., Chen, Ma. (2023). Nasal Irrigation Improves the Nasal Related Quality of Life in Patients Undergoing Transsphenoidal Resection of Pituitary Adenoma. Biological Research For Nursing, 10998004231221548-10998004231221548.

- Anna, M., Pietroboni., Andrea, Arighi., Milena, Deriz., Elio, Scarpini., Daniela, Galimberti., Nereo, Bresolin., Mario, Rango. (2014). Brain temperature in multiple sclerosis. Multiple Sclerosis Journal, 20(7):894-896.

- Biswas, Rajat & MH, Rahman & Md, Fazlee. (2018). Relation of Snoring Habits with Body Mass Index and Neck Circumference among Adult Population. Journal of Sleep Disorders & Therapy. 07.

- Bridget, Harris., Peter, J., D., Andrews., Gordon, D, Murray. (2007). Enhanced upper respiratory tract airflow and head fanning reduce brain temperature in brain-injured, mechanically ventilated patients: a randomized, crossover, factorial trial. BJA: British Journal of Anaesthesia, 98(1):93-99.

- Chang, S.W., Lee, H.Y., Choi, H.S. et al. Snoring might be a warning sign for metabolic syndrome in nonobese Korean women. Sci Rep 13, 17041 (2023).

· Claire, Murphy., Claire, Murphy., Ethan, S., Solomon., Lori, Haase., MiRan, Wang., Charlie, D., Morgan. (2009). Olfaction in Aging and Alzheimer's Disease. Annals of the New York Academy of Sciences, 1170(1):647–657.

· David, Elmenhorst., Philipp, T., Meyer., Andreas, Matusch., Oliver, H., Winz., Andreas, Bauer., Andreas, Bauer. (2012). Caffeine Occupancy of Human Cerebral A1 Adenosine Receptors: In Vivo Quantification with 18F-CPFPX and PET. The Journal of Nuclear Medicine, 53(11):1723-1729.

· Jacob, V, Aranda., Jacob, V, Aranda., Kay, D., Beharry., Kay, D., Beharry. (2020). Pharmacokinetics, pharmacodynamics and metabolism of caffeine in newborns. Seminars in Fetal & Neonatal Medicine, 25(6):101183-.

· Joanna, Słomko., Monika, Zawadka-Kunikowska., Mariusz, Kozakiewicz., Jacek, J., Klawe., Małgorzata, Tafil-Klawe., Julia, L., Newton., Paweł, Zalewski. (2018). Hemodynamic, Autonomic, and Vascular Function Changes after Sleep Deprivation for 24, 28, and 32 Hours in Healthy Men. Yonsei Medical Journal, 59(9):1138-1142.

· Joseph, A., Boscarino. (1996). Posttraumatic stress disorder, exposure to combat, and lower plasma cortisol among Vietnam veterans: findings and clinical implications. Journal of Consulting and Clinical Psychology, 64(1):191-201.

· Koen, Van, Crombruggen., Nicholas, Van, Bruaene., Gabriele, Holtappels., Claus, Bachert. (2010). Chronic sinusitis and rhinitis: clinical terminology "Chronic Rhinosinusitis" further supported. Rhinology, 48(1):54-58.

· Laura, de, Nooij., NULL, AUTHOR_ID., NULL, AUTHOR_ID., Mariana, Pais., NULL, AUTHOR_ID., NULL, AUTHOR_ID., NULL, AUTHOR_ID., Erno, J., Hermans. (2024). Exogenous glucocorticoids to improve extinction learning for post-traumatic stress disorder patients with hypothalamic-pituitary-adrenal-axis dysregulation: a study protocol description. European Journal of Psychotraumatology, 15(1).

• Lu-Ting, Kuo., Hsueh-Yi, Lu., Abel, Po-Hao, Huang. (2021). Prognostic Value of Circadian Rhythm of Brain Temperature in Traumatic Brain Injury. Journal of Personalized Medicine, 11(7):620-.

• Maria, Dantas, Costa, Lima, Godoy., Richard, Louis, Voegels., Fábio, de, Rezende, Pinna., Rui, Imamura., José, Marcelo, Farfel. (2014). Olfaction in neurologic and neurodegenerative diseases: a literature review. International Archives of Otorhinolaryngology, 19(2):176-179.

• Marianne, Thoresen., James, Tooley., Xun, Liu., Sally, Jary., Peter, J., Fleming., Karen, Luyt., Anoopam, Jain., Pamela, Cairns., David, Harding., Hemmen, Sabir. (2013). Time Is Brain: Starting Therapeutic Hypothermia within Three Hours after Birth Improves Motor Outcome in Asphyxiated Newborns. Neonatology, 104(3):228-233.

• Mario, Rango., Marco, Piatti., Alessio, Di, Fonzo., Gianluca, Ardolino., Lorena, Airaghi., Piero, Biondetti., Nereo, Bresolin. (2016). Abnormal brain temperature in early-onset Parkinson's disease. Movement Disorders, 31(3):425-426.

• Massimo, Giusti., Meineri, I., Malagamba, D., C, M, Cuttica., Fattacciu, G., Menichini, U., E, Rasore., Giordano, G. (1998). Impact of recombinant human growth hormone treatment on psychological profiles in hypopituitary patients with adult-onset growth hormone deficiency. European Journal of Clinical Investigation, 28(1):13-19.

• Mohammad, Fazel, Bakhsheshi., Mohammad, Fazel, Bakhsheshi., Errol, E., Stewart., Errol, E., Stewart., Joo, Ho, Tai., Laura, Morrison., Lynn, Keenliside., Ting-Yim, Lee., Ting-Yim, Lee., Ting-Yim, Lee. (2016). Efficacy of Selective Brain Cooling Using a Nasopharyngeal Method in Piglets. Neurocritical Care, 24(1):140-149.

• Moyen NE, Ediger TR, Taylor KM, Hancock EG, Holden LD, Tracy EE, Kay PH, Irick CR, Kotzen KJ, He DD. Sleeping for One Week on a Temperature-Controlled

Mattress Cover Improves Sleep and Cardiovascular Recovery. Bioengineering (Basel). 2024 Apr 3;11(4):352.

- N., Rodopoulos., O., Wisen., A., Norman. (1995). Caffeine metabolism in patients with chronic liver disease. Scandinavian Journal of Clinical & Laboratory Investigation, 55(3):229-242.

- OA, Shevelev., M.V., Petrova., M., Z., Yuriev., EM, Mengistu. (2022). Circadian temperature rhythms of the healthy and damaged brain. Journal of neuroscience and neurological disorders, 6(2):032-033.

- Okeanis, Vaou., Shih, Hao, Lin., Chantale, Branson., Sandford, Auerbach. (2018). Sleep and Dementia. 4(2):134-142.

- Perry GS, Patil SP, Presley-Cantrell LR. Raising awareness of sleep as a healthy behavior. Prev Chronic Dis. 2013 Aug 8.

- Rafael, Urrialde. (2023). Caffeine. 96-104.

- Randy, A., Sansone., Lori, A, Sansone. (2011). Allergic rhinitis: relationships with anxiety and mood syndromes. Innovations in clinical neuroscience, 8(7):12-17.

- R., De, Luca., M., Gamerra., Gerardo, Sorrentino., Elena, Cantone. (2014). Nose and Sinus Air Flow Model. Natural Science, 6(10):685-690.

- Rzechorzek NM, Thrippleton MJ, Chappell FM, Mair G, Ercole A, Cabeleira M; CENTER-TBI High Resolution ICU (HR ICU) Sub-Study Participants and Investigators; Rhodes J, Marshall I, O'Neill JS. A daily temperature rhythm in the human brain predicts survival after brain injury. Brain. 2022 Jun 30;145(6):2031-2048.

- Sally, Erskine., Claire, Hopkins., Allan, Clark., Shahram, Anari., Alasdair, Robertson., Sankalp, Sunkaraneni., Janet, A., Wilson., Julian, Beezhold., Carl, Philpott. (2017). Chronic rhinosinusitis and mood disturbance. Rhinology, 55(2):113-119.

- Smit, S., Sinha., Jeremy, D., Coplan., Jack, M., Gorman., Daniel, S., Pine., Jose, A,

Martinez., Donald, F., Klein. (1999). Panic induced by carbon dioxide inhalation and lack of hypothalamic-pituitary-adrenal axis activation. Psychiatry Research-neuroimaging, 86(2):93-98.

· Susumu, Mukai. (2015). Human Nose Might Be Involved in Cooling of the Brain. International Journal of Physical Medicine and Rehabilitation, 06(7):482-486.